SpringerWienNewYork

Manfred Schmidbauer

Abseits der Vorhersehbarkeit

Ein Wüstentagebuch

SpringerWienNewYork

Univ.-Doz. Dr. Manfred Schmidbauer
Primarius der Neurologischen Abteilungen
Krankenhaus Hietzing und Neurologisches
Zentrum Rosenhügel Pav. A., Wien

Das Werk ist urheberrechtlich geschützt.

Die dadurch begründeten Rechte, insbesondere die der Übersetzung, des Nachdruckes, der Entnahme von Abbildungen, der Funksendung, der Wiedergabe auf photomechanischem oder ähnlichem Wege und der Speicherung in Datenverarbeitungsanlagen, bleiben, auch bei nur auszugsweiser Verwertung, vorbehalten. Die Wiedergabe von Gebrauchsnamen, Handelsnamen, Warenbezeichnungen usw. in diesem Buch berechtigt auch ohne besondere Kennzeichnung nicht zu der Annahme, dass solche Namen im Sinne der Warenzeichen- und Markenschutz-Gesetzgebung als frei zu betrachten wären und daher von jedermann benutzt werden dürfen.

Produkthaftung: Sämtliche Angaben in diesem Fachbuch erfolgen trotz sorgfältiger Bearbeitung und Kontrolle ohne Gewähr. Insbesondere Angaben über Dosierungsanweisungen und Applikationsformen müssen vom jeweiligen Anwender im Einzelfall anhand anderer Literaturstellen auf ihre Richtigkeit überprüft werden. Eine Haftung des Autors oder des Verlages aus dem Inhalt dieses Werkes ist ausgeschlossen.

© 2006 Springer-Verlag/Wien • Printed in Austria
Springer-Verlag Wien New York ist ein Unternehmen von
Springer Science+Business Media
springer.at

Lay-out und Satz: Martin Gaal, Springer-Verlag, Wien
Druck: Strauss GmbH, 69509 Mörlenbach, Deutschland
Gedruckt auf säurefreiem, chlorfrei gebleichtem Papier – TCF
SPIN: 11747109

Mit zahlreichen Abbildungen

Bibliografische Information der Deutschen Bibliothek
Die Deutsche Bibliothek verzeichnet diese Publikation in der Deutschen Nationalbibliografie; detaillierte bibliografische Daten sind im Internet über http://dnb.ddb.de abrufbar.

ISBN-10   3-211-33891-8 Springer-Verlag Wien New York
ISBN-13   978-3-211-33891-9 Springer-Verlag Wien New York

Für Caroline und Victor

Vorwort

Dies ist ein Buch über Empirie abseits des Alltags. Die Aufzeichnungen dreier Wüstenexpeditionen und meiner Empfindung, dass es nicht immer einer Erklärung bedarf. Denn wenn wir erklären, dann aus Modellen. Aber jedes Modell zwingt die Wirklichkeit in seine Grenzen – und dort ist dann alles so, wie das Modell es haben will.
Glückliche Wertempfindung des Daseins, wenn man es in unvermenschter Natur erlebt – das eigene Leben ist dann nicht klein, sondern Teil von etwas Großem. Und es fällt die Notwendigkeit, ihm Sinn und Ziel geben zu müssen. Beide sind mit einem Mal gegenwärtig. Ohne allen Erklärungsbedarf, der sonst die tägliche Kursschwankung unserer Wertvereinbarungen wortreich begleitet und morgen in Bedeutungslosigkeit verstößt, was heute wert aller Wagnisse schien. Wo aber die Natur unser Leben bestimmt, da schmiegt sich dieses Leben immer näher in seine Bedingung, erhält seine Kraft aus ihrer Wirkung und seine Ruhe und Geborgenheit aus der Dauerhaftigkeit und Treue ihrer Gesetze.
Warum aber schreibe ich über Gegenden, in denen schon viele vor mir gewesen sind und worüber die Erstbeschreibungen vor uns liegen wie eine Brille, die bei Betreten ehrfurchtsvoll aufsetzt, wer noch Ehre im Herzen hat?
Ich habe geschrieben, was ich sah, ohne zuvor darüber zu lesen, um ganz persönliche Entdeckungsreisen in die Welt außerhalb des Erwartungsgemäßen zu machen. Überwiegend zu Fuß, ohne Photokamera, mit Zeichenstift und Tagebuch, so einfach wie möglich.

Am Ende solcher Unternehmungen ist nach wie vor viel von der Empfindung da, als ob ich die Kleider eines anderen getragen hätte – zufrieden damit, dass sie nirgends gescheuert und die Stiefel nicht gedrückt haben –, aber auch froh darüber, alles wieder in die Wäsche und zur Reparatur geben zu können. Doch immer häufiger kommt die Lust, die Wüstenmontur wieder anzuziehen und für einige Zeit nicht nur nicht da, sondern ganz ausdrücklich dort zu sein. Dort, wo ich noch nie zuvor war und worüber ich nichts weiß. Anders gesagt: Möglichst wenig den Triagen der Erwartung und des Wissens zu überlassen – und in diesem Bewusstsein habe ich neue Orientierungen für mein Leben gefunden. Sie stammen aus der Einlassung in Unbekanntes.

Konkret entstanden die Texte und Zeichnungen auf Expeditionen in Marokko, Ägypten und der Republik Niger. Die Abfolge ist weitgehend chronologisch, um den ursprünglich engen Bezug zwischen Bild und Text zu erhalten.

Kurze Pausen auf dem Weg, flüchtige Begegnungen mit Einheimischen, rasch einsetzende Dämmerung legten den Zeitrahmen für das Zeichnen fest, und so blieb vieles unfertig und skizzenhaft. Ich habe aber auf nachträgliche Vervollständigungen verzichtet und die Verbindung mehrere Skizzen zu einer Bildseite soll dem Betrachter einen möglichst situationsgerechten Gesamteindruck vermitteln, wie auch am Weg sich Bilder von allen Seiten geboten haben.

Man sagt, keiner, der in die Wüste geht, ist der Gleiche, wenn er wiederkommt. Ebenso wahr ist es wohl, dass die Wüste jene Fragen spiegelt, die uns bewegen, wenn wir sie betreten. Und in jeder Antwort, die wir von dort mitbringen, lebt und wirkt die Wüste weiter.

Meine Wüstenmärsche habe ich unter jeweils recht verschiedenen Voraussetzungen unternommen, und unterwegs lernte ich jene Fragen und Hoffnungen anderer kennen, welche sie dorthin geführt hatten. So entstanden diese Daseinsprotokolle abseits der Vorhersehbarkeit. Nicht in einem Kontext, sondern als Skizzensammlung der anderen Art. Ein Weg in Bildern und in Texten, wo mir der Zeichenstift als Instrument zur Verdeutlichung weniger geeignet schien. Der Weg anderer, und mein eigener Weg, deren Gemeinsamkeit darin bestand, durch Wüsten zu führen. Dabei näherten sich die Empfindungen und Wahrnehmungen in oft überraschender Weise. Unterschiedliche Persönlichkeiten, die daseinsbehauptende Kontur der Individualität erschienen plötzlich in einer vollkommen veränderten Relation zur Größe, Ruhe, Kraft der Natur und dem, was auf Schritt und Tritt geschah. Und es verdichtete sich das Gemeinsame – die Entscheidung zu Abenteuer, ungezügelter Intensität und Überraschung, zu Aufbruch, Demaskierung der Illusion, zu Umorientierung und Neubeginn.

Was hier folgt, sind keine Geschichten, sondern Wegrouten und ihr Protokoll in Text und Bild, Summen aus vielen Einzeleindrücken – und anders zusammengefasst, als eine Photographie es täte, oder eine ernsthafte Reisedokumentation oder eine minutiöse Befindlichkeitsbeschreibung.

Die Tage und Nächte in der Wüste hatten eine Kraft und Schönheit, die nicht schwand mit der Rückkehr, sondern in den Tagen und Nächten zu Hause weiterwirkte.

Wüste als Therapie also? Nein, jedenfalls nicht in dieser Verallgemeinerung. Aber Wüste als Weg, bevor zur Krankheit wird, was an der Auffassung des eigenen Lebens falsch war. Was aber bedeutet falsch? Die Erde ist derselbe Planet, wenn man auf ihrer Oberfläche steht und auch wenn man sie vom Mond aus betrachtet. Nur, der gleiche Planet ist sie dann nicht mehr, wenn man Gelegenheit hatte, sie von beiden Seiten zu sehen. Ähnlich betrachte ich die Wüste als Weg der Wandlung, bevor zur Krankheit wird, was nach Lösungen verlangt. Als einen Platz, von wo betrachtet das eigene Dasein noch dasselbe, aber nicht mehr das gleiche ist.

Einige Textpassagen orientieren sich an Texten aus meinem Buch „Der gitterlose Käfig" (1) bzw. an Texten, die ich für Karl Luegers Buch „Weit in der Wüste" (2) geschrieben habe. Ebenso sind einige Abbildungen der Marokkoexpedition dem „Gitterlosen Käfig" entnommen.

Unter unseren Begleitern auf der Expedition in Niger waren ehemalige Kampfgefährten Mano Dayaks, des Führers der Tuareg – Rebellion von 1990. Diese Männer haben mir auf unserem Weg Vieles über die Tuareg erzählt und Einiges davon findet sich auch in Mano Dayaks Büchern „Die Tuareg – Tragödie" (3) und „Geboren mit Sand in den Augen" (4).

Danken möchte ich Herrn Petri Wieder und dem Team vom Springer-Verlag Wien sowie meinen Freunden für ihre Anregungen und ihre Treue.

1
EXPEDITIONSROUTEN

2
EINLEITUNG

3
BEIM EINPACKEN

7
AUFBRUCH
MAROKKO

47
ILLUSION UND FATAMORGANA
ÄGYPTEN

115
NEUBEGINN
NIGER

Expeditionsrouten

Die Skizzen zu den Expeditionsrouten verstehen sich als grobe Orientierungshilfe. Sie unterliegen keinem exakten Maßstab. Die eigentliche Route zu Fuß ist in punktierter Linie mit Richtungspfeilen dargestellt, die Autoroute in kontinuierlicher Linie. Vertikale Abbruchslinien an der Autoroute bedeuten eine schematische Fragmentierung der in Wahrheit viel größeren Distanzen. Dabei entspricht die vertikale Doppellinie einer mäßigen „Stauchung", die vertikale Dreifachlinie einer starken „Stauchung".
Fußmarschrouten sind durch schraffierte Linien aus dem geographischen Kontext gezoomt. Bei Route 3 (Niger) hat sich die Notwendigkeit ergeben, das Aïrgebirge mit Schraffur hervorzuheben obwohl ein Teil der Expedition in diesem Gebiet per Geländewagen zurückgelegt wurde. Der eigentliche Fußmarsch durch die Ténéré und die Tamgakschlucht ist gewissermaßen als „Zoom im Zoom" mit Doppelschraffur gekennzeichnet.

Einleitung

Mancher steigt auf Berge und durchquert Wüsten, aber nicht jeder tut beides. Und warum ist das so? Einen Berg fasst man scharf ins Auge und kalkuliert die eigene Kraft. Ein Berg ist kein Freund und hat nie versprochen, einer zu sein. Er hat seine Höhe in Metern, der Gipfel ist sein Höchstes, und am Anstieg dorthin hat alles seine wirkliche Größe, seinen Zorn, auch seine Launen und Tücken. Aber in allem ist Maß, wenn auch zuweilen über alle Maßen.
Die Wüste ist anders: Sie lockt, ohne ihr Geheimnis preiszugeben. Sie öffnet sich vor uns und schließt sich hinter uns. Sie ist heiß und kalt im Wechsel von Tag und Nacht. Und wenn der Weg zu weit, die Erschöpfung zu groß und das Wasser zu Ende ist, dann wird die Wüste zu allem, wonach man sich sehnt. Jemand hat mir einmal gesagt: Der Berg ist männlich, die Wüste weiblich – er hat recht. (1)

Beim Einpacken

Unter dem Titel Biosphäre – Beiprodukt eines NASA Projekts – gibt es hohle Glaskugeln zu kaufen, die gefüllt sind mit Wasser, etwas Kies, Muschel- und Schneckengehäusen. Dort leben kleine Flusskrebse kalkulierte zehn Jahre lang in einer luft- und wasserdichten Welt, in die man hineinblicken kann, aus der es aber kein Entrinnen gibt.

Wohin wir uns wenden, es blicken Menschenregeln, Absichten, Hintergründe auf uns. Sie verstellen den Weg und bohren sich in den Rücken. Es ist die Welt des Wortes, jener Bilder, die man nicht greifen kann, der Manifeste, die keine Handlung mehr begleiten, sondern ersetzen. Diese Hülle ist allgegenwärtig, ohne dass wir uns je die Stirn daran gestoßen oder eine blutige Nase geholt und auf diese Weise bemerkt hätten, dass es sie gibt.

Anders in der Wüste. Dort sind wir frei von den Gesetzen, die der Mensch über sich und die Welt verhängt hat. Dort erleben wir die Originale – Väter und Mütter unserer Metaphern, an denen die Sinnbildlichkeit der Sprache entstanden ist, um sich darnach zu verselbständigen und ihre Ursprünge zu vergessen.

Denn wenn wir jetzt noch gehen, so nicht auf Berge oder in die Wüste, sondern in eine virtuelle Realität, wo man Erdteile, Jahrhunderte, den Weg zu den schönsten Momenten menschlichen Wollens und Könnens bis in die verlogensten Dreckwinkel an einem Abend durchmessen kann (2).

Überraschendes zu erleben setzt voraus, dass man die Welt der tausend Sicherheiten mit ihrem täglich fälligen Tribut verlässt – Tribut dafür, dass alles vorhersehbar wird bis ins letzte Detail. Jene Welt, wo das Wünschen aus Bedürfnissen stammt, die wir anderswo sofort vergessen, weil sie keine Herzensbedürfnisse gewesen sind. Jene Welt der selbsterfüllenden Prophezeiungen, für die wir alles geben müssen, selbst die Wahrhaftigkeit einer Überraschung, denn inszeniert ist auch sie und billig gekauft für teures Geld.

„Don't fail to see the unknown", so lautet die Lockung im Musée méchanique in San Francisco. Das Licht geht an im Guckkasten, wenn die 25 Cent gefallen sind, und es erscheinen die Träume von einst. Wie sehr wird durch die Zeit verändert, was den Aufwand aller Mittel wert schien – wie unbegreiflich wird uns altes Begehren schon im Lauf eines halben Menschenlebens. Und wie trostlos ist zuletzt jede Phantasie, die aus nichts alles gemacht hat. Ein bitterer Traum, aus dem wir am Ende immer erwachen, weil unsere letzte Münze gefallen und das Licht im Guckkasten erloschen ist.

In der Wüste, am Ende der letzten menschlichen Behausungen, wird die Phantasie nicht aus dem Traum gerissen, kostet sie nicht immer von neuem 25 Cent. Was bleibt, wenn wir von dort zurückkehren, das ist wahr gewesen und deshalb ist es wahr geblieben.

Wenn die Tage anfangen, ein beängstigendes Tempo anzunehmen, dann ist zwischen Erwartetem und Eingetroffenem die maximale Übereinstimmung eingetreten. Man könnte jetzt aufhören weiterzuleben, oder man bricht auf in die Wüste (1).

Aufbruch

Marokko

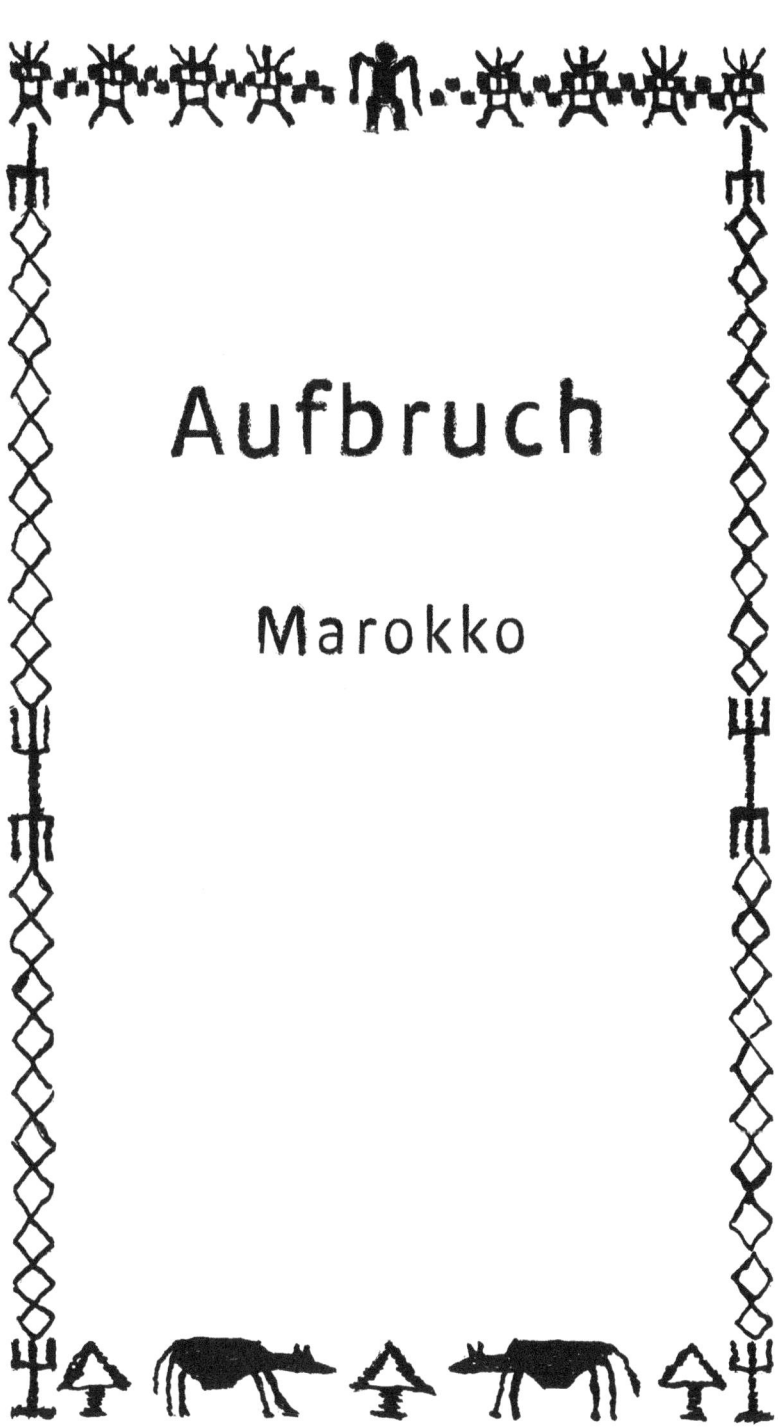

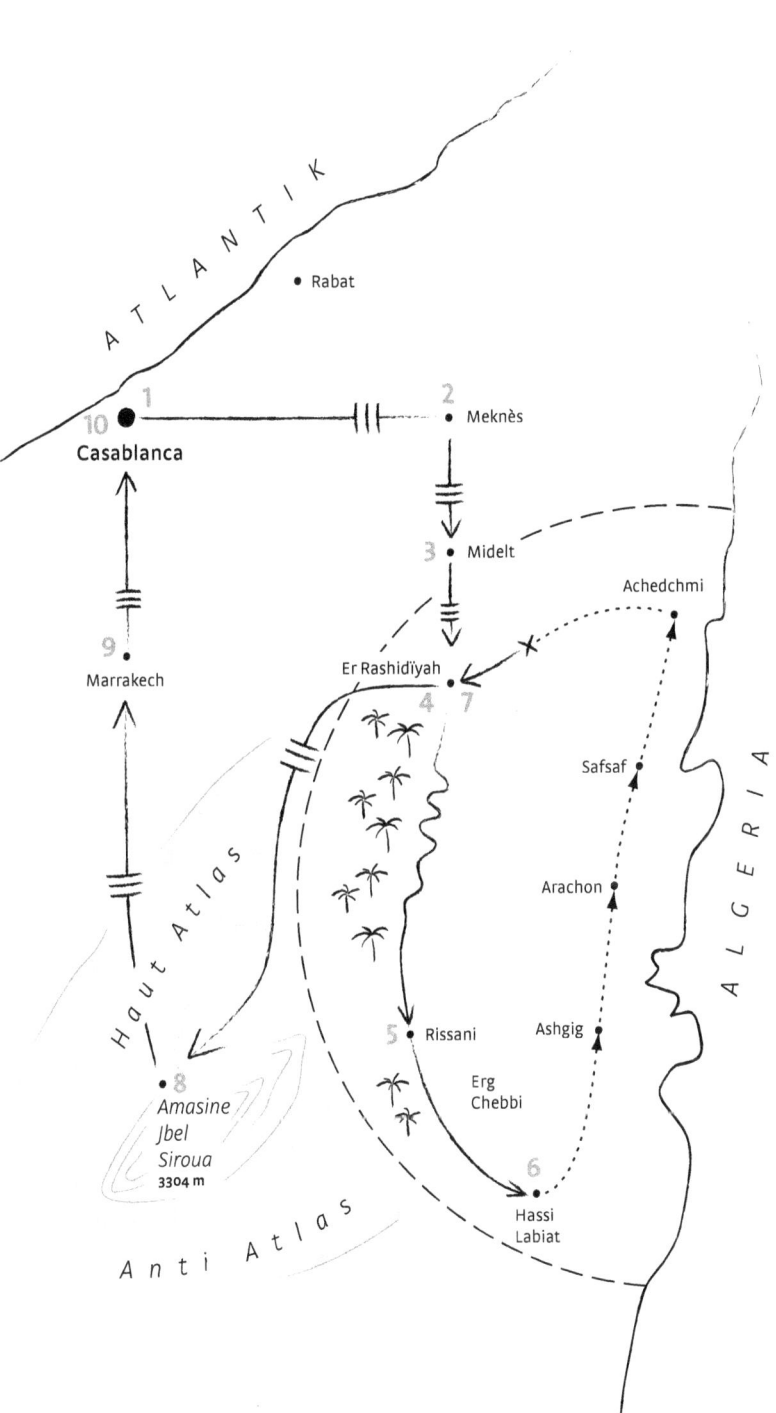

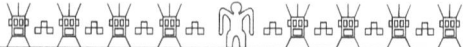

Nicht Wahrheit – nur das Gefühl von Wahrheit
Keine Geschichte – nur viele Augenblicke
Kein Bild – nur viele Punkte in komplementären Farben, die sich erst von weit weg zu einem Ganzen finden und verbinden können – in Afrika vielleicht.

Sinkflug auf Casablanca. Ein Wetter zum Fallschirmspringen. Der erste Ausstieg aus einem Flugzeug in 4000 m Höhe ist buchstäblich ein Erleben ohne apropos. Es gibt nichts, was je schon so gewesen wäre, und alles, was ich mir dazu vorgestellt hatte, war weit daneben.
Man fällt wie ein Konzertflügel, und die Luftströmung in Ohrennähe wird immer lauter. Ein Rauschen, als stünde man unter einem Wasserfall. Eine Kraft, die an den Mundwinkeln zerrt und die Nase nach oben drückt, zuletzt ein wüstes Gebrüll. Erst dann kommt etwas wie Fliegen. Und eine kurze, eiskalte Berührung im Gesicht und am Nacken, wenn man durch eine Wolke fällt und es schmeckt nach Eiswasser. Unerwartet – etwa so, wie Eiswasser schmeckt, wenn man durstig durch eine Eislandschaft marschiert, bei 40 Grad Kälte. Einer Kälte, wo kein Schnee mehr schmilzt, den man in einer Flasche am Leib trägt, und wo der Spiritus zu rar geworden ist, um ihn dafür zu verwenden. „Eiswasser Grand Cru" gewissermaßen, am Höhepunkt der Intensität aller Sinne.
Erst wenn der Schirm aufgegangen ist, erinnert alles wieder an Bekanntes vom Tag.

Von Casablanca nach Midelt. Berge aus roter Erde, überstreut mit igelhaften Büschen, und dazwischen weiße und schwarze Schafe.

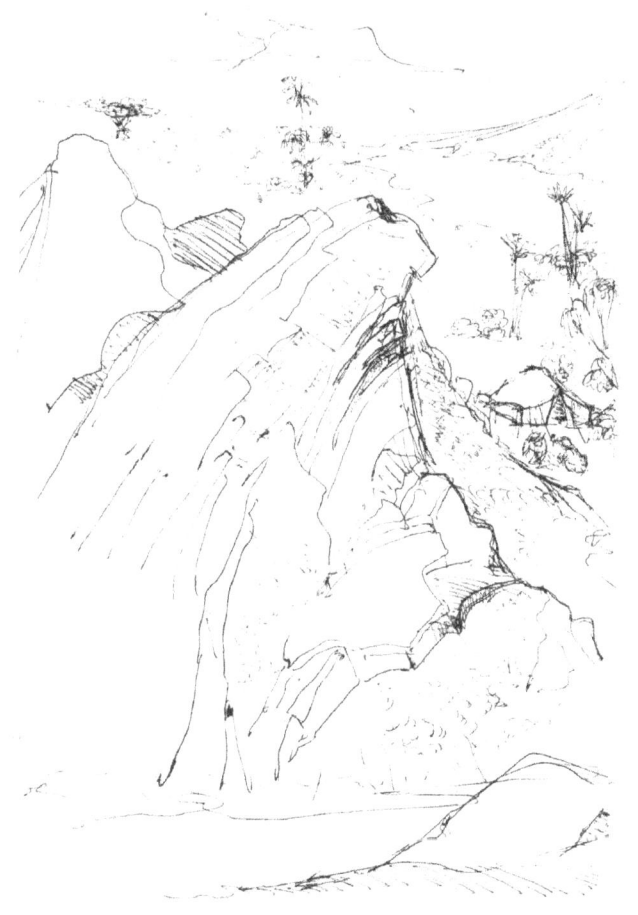

Die orientalische Sprache der Hände und Arme. Schwungvoll, bedachtsam und elegant. Alles wird geschätzt mit dem Augenmaß jenes Moments, in dem es geschieht und für den es gilt, und wo es seinen Platz hat. So auch der Preis für Granatäpfel, Datteln und Fladenbrot, für einen Saurierzahn oder ein Silberamulett, wenn man der erste Kunde des Tages ist – und der ist man mit Sicherheit.

Wenn ein arabischer Landrover-Lenker einen Berberhirten nach dem Weg fragt, weiß am Ende zumeist keiner der beiden, wovon die Rede war.

Vorbereitung zum Aufbruch der Karawane. Gleichgewicht und Balance – das Trachten einer bedächtigen Ernsthaftigkeit beim Beladen der Kamele.

Dünen aus gelbem Sand, der gleiche Sand überall, so scheint es. Doch wer ihn betritt, an falscher Stelle, der sinkt ein bis an den Knöchel, und die Kamele erschöpfen sich nach kurzer Zeit. Erkennt man hingegen den Weg, so ist der Boden fest unter jedem Tritt und das Abendlager erreicht vor dem Ende der Kraft.

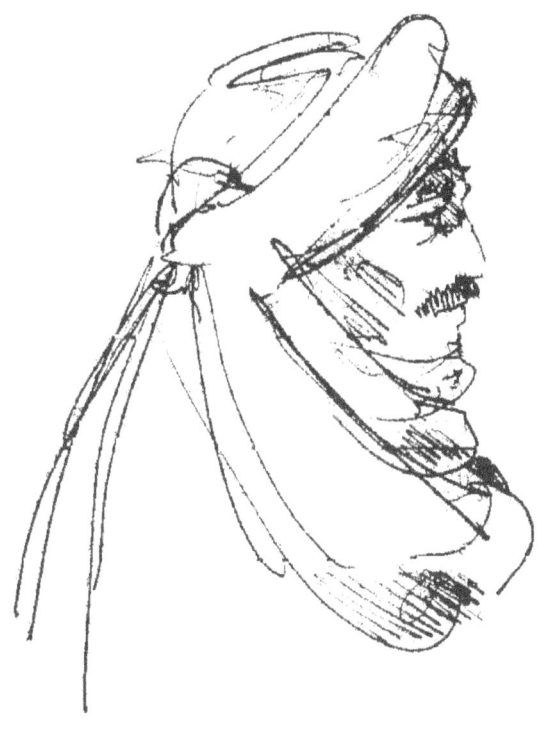

Die Dünen am frühen Morgen. Eine Weite ohne Lebenslaut, Ruhe, die nicht zugleich Totenstille bedeutet.

Trage ich die Illusion des Orients einfach weiter, in der Befangenheit europäischer Reisetraditionen? Mag sein. Doch eines weiß ich sicher, ohne ein Wort zu verstehen: Dass hier die Natur alles Handeln bestimmt und dass es so seine einfache und ernste Aufmerksamkeit und Gemessenheit erhält, in die – wie ein Sonnenstrahl – jetzt und dann ein Lachen fällt, wie anderswo nur noch die Kinder lachen können.

Es gibt ein Basislager des Lebens, wo niemand Zutritt hat, von wo aus alle Vorstöße unternommen werden, wo die Vorräte und Reserven liegen, der innerste Ort des eigenen Seins. Eine letzte Zuflucht und Geborgenheit, wenn alle Vorschubsposten gefallen sind (2).

Über tierisches Leben in den Dünen lässt sich sagen, dass Wüstenmäuse kalte Füße haben. Besonders nachts, wenn sie einem versehentlich übers Gesicht laufen.

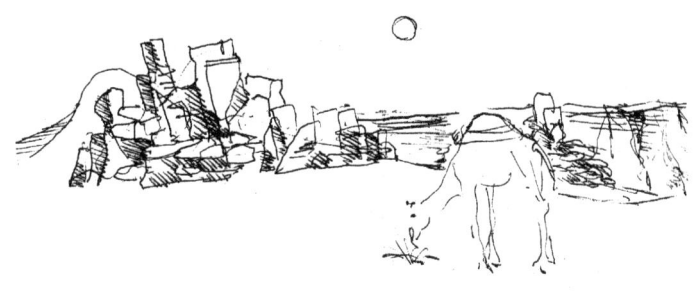

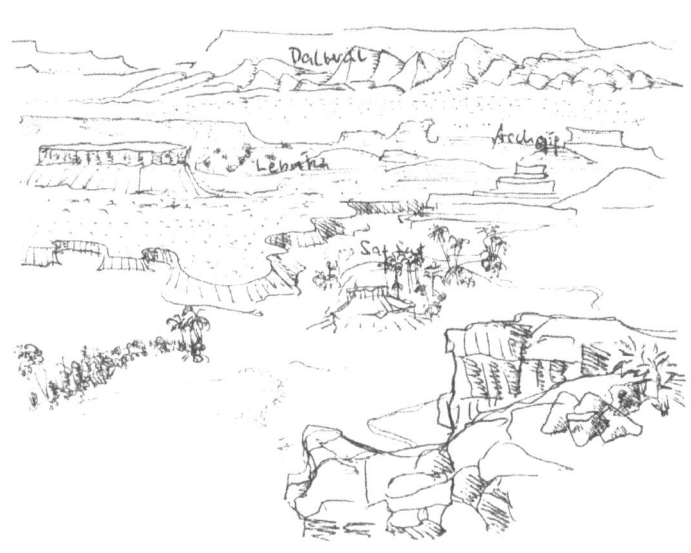

Es war ein beklemmender Moment, als ich erstmals Aufnahmen der Astronauten von ihren Mondexpeditionen sah. Aus der Raumkapsel – und noch viel mehr nach Betreten der Mondoberfläche – zeigte sich ihnen etwas, das nichts gemeinsam hatte mit dem Vollmond beim Grillfest. Und der Blick auf die Erde, wie neuartig auch er. Ein schmaler Mantel aus Gasen und Strömungen, ein Blaufilter für den Blick nach beiden Richtungen ließ alles neu erscheinen.

Wieviel aber muss passieren, bis man den Boden verlässt, die Atmosphäre durchquert und von gegenüber zurückblickt, auf die Erde, die vom Mond her besehen nicht mehr ist, was sie war – zwei Welten, und doch tragen sie den gleichen Namen und heißen Erde wie zuvor. Die Durchquerung der Atmosphäre, wo sich die Blickrichtung umkehrt, ist der ruppige Teil der Reise. Und diesseits und jenseits herrscht eine Ordnung der einen oder der anderen, der ganz verschiedenen Art.

An manchen Tagen musste ich zu Hause eine halbe Stunde lang durch das Fernglas den Mond betrachten. Seine Meere, seine Berge, seine Krater und deren Schatten, um das eigene Maß wieder richtig zu stellen.

Etwas Ähnliches geschieht, wenn man in der Steinwüste einen Faustkeil findet, eine versteinerte Meeresschnecke oder schwimmende Menschen, gemalt auf Höhlenwände am Rande eines Ozeans aus Sand – oder einen schwarzen Brocken Erz von einem fremden Stern (2).

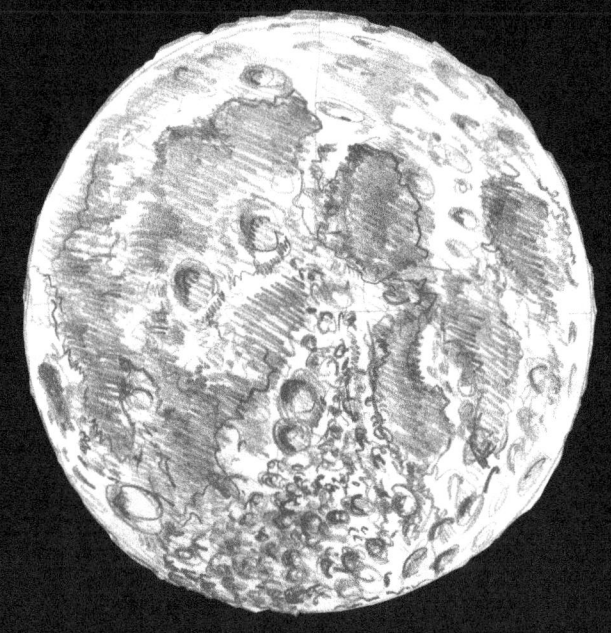

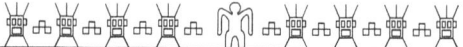

Schweigen ohne Peinlichkeit ist die Begleitung elementaren Erlebens. Hier ist alles frei von Begriffen menschlicher Kompromissinteressen. So wird jede Empfindung größer, ruhiger und reiner. Jeder Eindruck ist so stark und reich, dass die Zeit aufhört zu vergehen (1).

Nur Weniges wirkt und weist über die Bedürfnisse des Tages hinaus: Die Kamele, alles, was auf ihrem Rücken Platz hat, und die Gedanken, welche die Wüste weckt.

Wenn der Lärm verstummt, dann hört man die Nachrichten von unterhalb des Rauschpegels. Und sie klingen, als ob ein Kind in seiner Sandkiste vor sich hin erzählt, während es Gräben und Burgen baut.

Eine goldene Düne bei Sonnenuntergang – wie der lässig hingestreckte Rücken einer schönen Frau. So schön, dass ich morgen vor Sonnenaufgang wiederkommen werde, um zu sehen, ob sie sich bewegt hat über Nacht.

Ein paar Wüstennächtigungen im Schlafsack unter sternhellem Dezemberhimmel, und man hat einen ersten Begriff von der Daseinsempfindung eines wechselwarmen Lebewesens.
So betrachtet wäre vier Uhr früh kein guter Zeitpunkt für Kampf oder Flucht – mit wem allerdings, wovor und wohin – so lautet die wärmende Beruhigung.

Ein kleiner Vogel fliegt über das Lager, ohne einen Laut, in aller Heimlichkeit – und landet am Kopf des Leitkamels – denn Bäume gibt's keine.

Wenn das, was das Leben erfordert, den Tag bis in die Nacht hinein so sehr erfüllt, dass kein Darnach mehr ist, kein abendlicher Lohn für die Mühen, dann lebt die ganze Kraft und Identität in eben diesem Tag und keine Hoffnung im Irgendwann – und morgen ist ein neuer Tag.

Vieles verliert hier seinen Eigenwert, hat nicht einmal mehr Tauschwert behalten. Du aber bist geblieben, was du vorher schon gewesen bist (1).

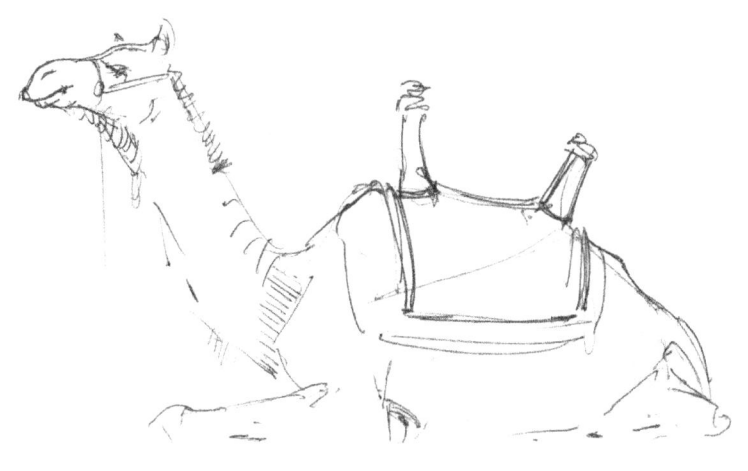
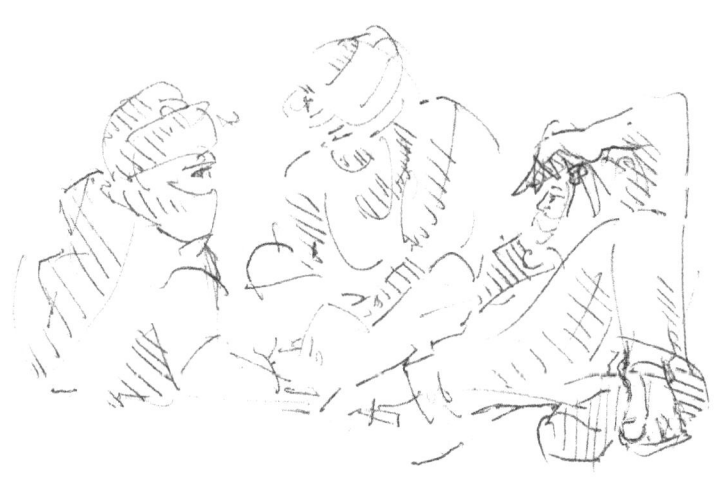

Jeder Satz dauert seine Zeit, jede Bewegung folgt ganz notwendig einer anderen. Alles hat sein Maß und seinen Platz in der Folge der Geschehnisse. Man spürt nichts von Arbeit hier und Ruhe da – es ist alles in allem. Das Zelt aufbauen und Brot backen, den Tee kochen sind Regelmäßigkeiten wie Atemzüge und Herzschläge (1).

Hier verstummt das Bedürfnis zu reden, und es beginnt ein Hören und Sehen, ein Schreiben und Zeichnen, wie von selbst.

Das Wenige, was ein Beduine besitzt, enthält alle Leidenschaft, alle Hingabe und Liebe, die sich sonst wo auf so vieles verteilt. Geschichten am Lagerfeuer, Tee, drei Teppiche in einem ganzen Frauenleben, jeder krumme Ast hat seinen einzig möglichen Platz als Zeltstütze und sah im ersten Augenblick nach Brennholz aus (1).

Je weniger der Tag an Vorbereitung benötigt, umso mehr wird er einfach zum Gehen und Sehen, unbekümmert um gestern und morgen, ohne Verpflichtung gegenüber einem immer größeren Leben – umso mehr erfüllt seine Weite und Tiefe das Denken und Fühlen, wenn die Sonne sinkt und die Feuer angehen.

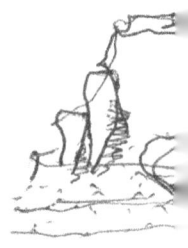

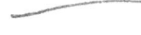

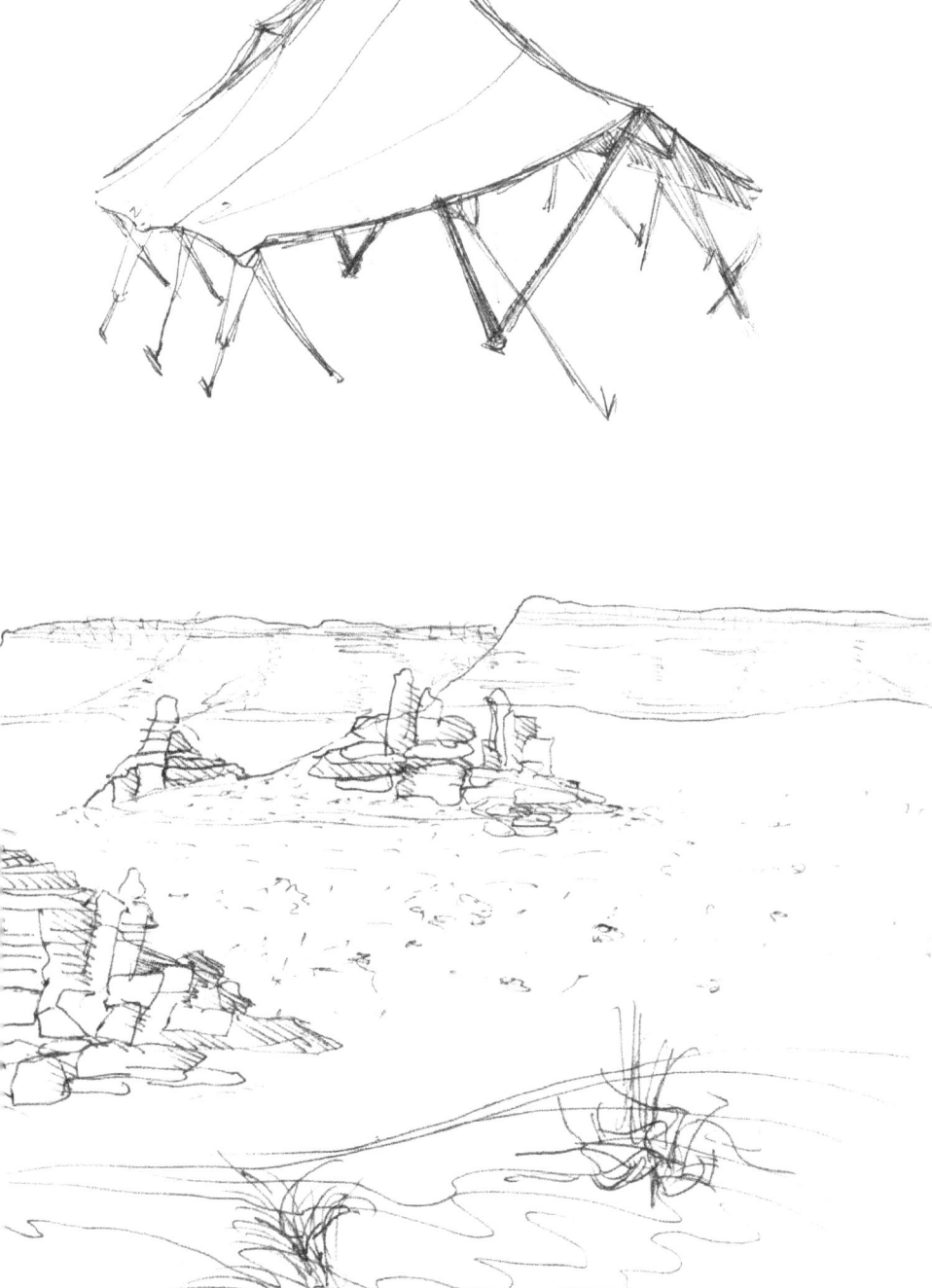

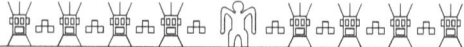

Stricke, mit denen die Vorderbeine der Kamele abends gebunden werden, halten ihre Schritte kurz und die Tiere nahe dem Lager. Wohin würden sie ungehindert des Nachts wohl gehen?

Konzepte, Modelle – sie sind nicht die Wirklichkeit. Aber entstanden in der Absicht, die Wirklichkeit besser zu verstehen und ihre Entwicklungen vorherzusagen, sie in Sprache zu fassen und mitzuteilen. Die Vorhersagbare der Wirklichkeit gelingt auf diese Weise auch. Und umso besser, als sie – besehen aus der Perspektive des Konzepts – sich immer näher in dessen Bedingungen schmiegt, bis zuletzt nur noch wirklich ist, was ins Konzept passt.

Wie groß und weit der Raum außerhalb solcher Schlüssigkeiten sein könnte, das fühlt man hier am Lagerfeuer. Und wenn die Sonne aufgeht, fühlt man es wieder.

Eine Störung der Naturordnung bedarf selbst in der Wüste oft nur eines einzigen menschlichen Handgriffs. Das weiß jeder, der versehentlich das Leitkamel als Zweites in die Reihe einbinden wollte. Schwer zu entscheiden, welchen Bewegungssturm man dann mehr zu fürchten hat. Den des empörten Leitkamels, oder den der panischen Angst des unglücklichen Ersten.

Sturm, Sand und Zeit modellieren in den Tafelbergen von Ahedchmi Rosen aus dem Stein, die nicht verblühen, wenn es Herbst wird.

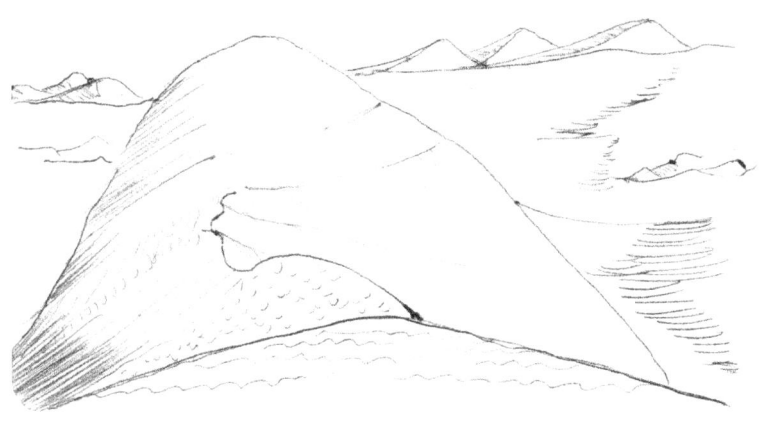
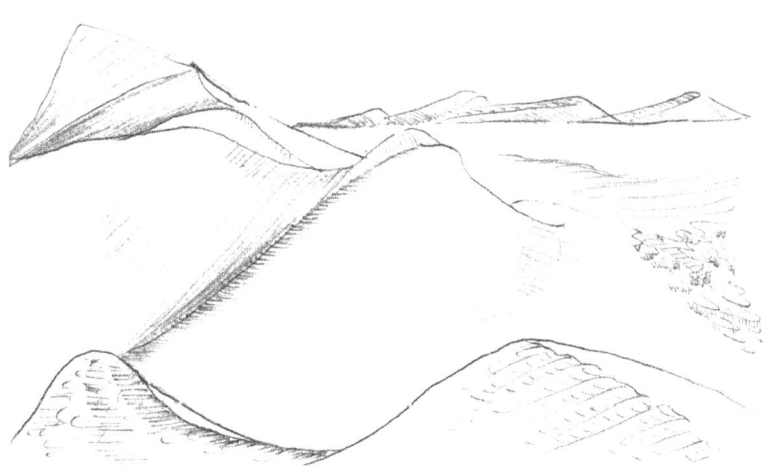

Amarsine, ein Dorf am Jbel Siroua. Teppiche, die hier geknüpft werden, sind seit Hunderten Jahren geblieben was sie je waren. Sie enthalten Symbole, Zeichen und Sehnsüchte. So auch ein Teppich mit dem Namen „Blauer See". Entstanden in einer Welt aus Stein und Sand, aus glühender Hitze und Eiseskälte zwischen Atlas und Anti Atlas, ist er in der Tiefe und Kraft seiner Farben der Inbegriff aller Sehnsucht nach reinem, kühlem Wasser – denn wo sonst wäre sie größer als hier.

Wenn im Winter das Schmelzwasser von den Gipfeln kommt, dann wird die Wolle gewaschen, von Frauen gesponnen und von Männern gefärbt in großen Kesseln mit Grabwurzel, Färberwau oder Indigo.

Grenzen zu überschreiten erfordert die Kraft, Überraschungen zu ertragen, die uns in einem neuen, unbekannten Lebensraum erwarten. Ein Raum, wo das Risiko nicht mehr ein operettenhaftes Spielchen ist, Kampf tatsächlich Kampf bedeutet und stärker macht. Wo man aufhört, vor dem Spiegel die Zeit totzuschlagen und anfängt, wirkliche Gegner und Widerstände zu überwinden.

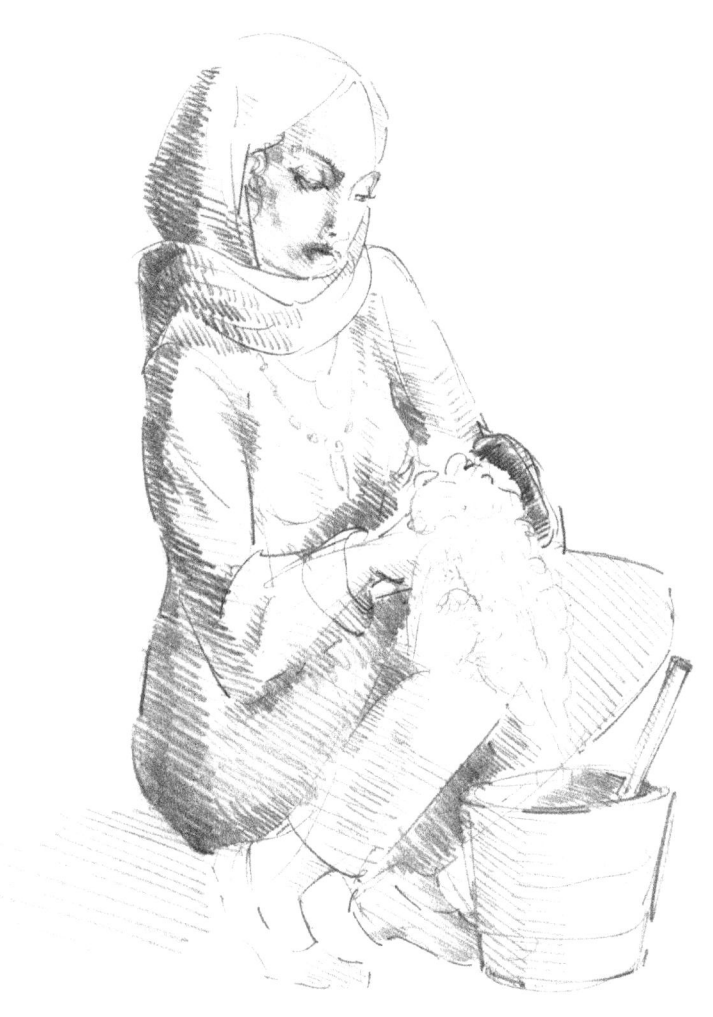

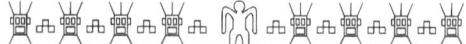

Die Wolle der schwarzen Schafe braucht man nicht zu färben – sie bleibt, was sie ist, aber wird reiner, als sie war, und tief glänzend im eiskalten geschmolzenen Schnee.

Ein Gruß unter Männern mit einem Berber ist ein fester Händedruck. Doch nach der Hand der Frau fasst man vergebens. Eine flüchtige Berührung der Fingerspitzen und ein gesenkter Blick – das ist alles. Nur die Hand der Großmutter flieht nicht mehr. Und sie fühlt sich an wie Wurzelholz, getrocknet in der Sonne.

Für ihre Hochzeit knüpfen die Mädchen einen weißen Teppich mit Zeichen und Symbolen, dessen Kette am einen Ende offen bleibt – bereit für die Liebe des Lebens, aber nicht abgeschlossen, um weiter zu wachsen, gemeinsam mit ihr.

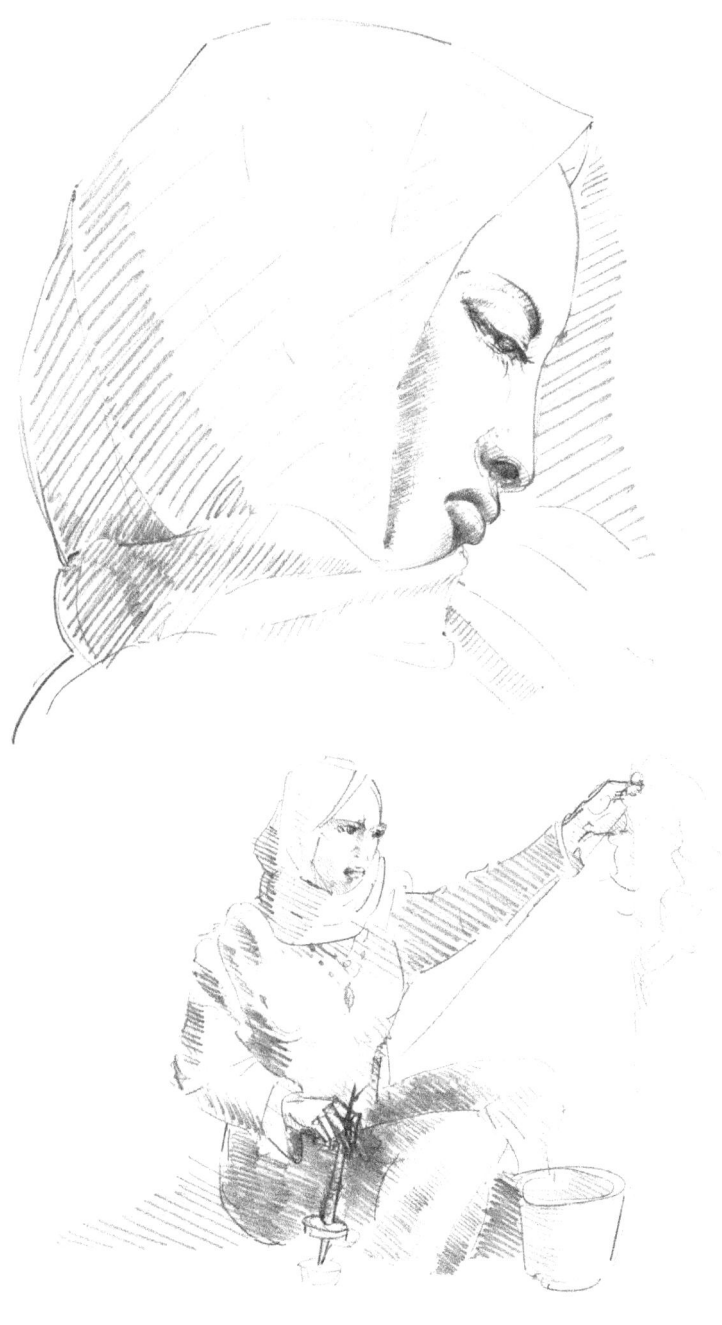

Schnee bis auf 2000 Meter und die Bergstrassen am Jbel Siroua großteils unpassierbar für Landrover. Ungenügende Ausrüstung, knietiefes Versinken, schlechte Sicht. Eine Etappe meines Weges abgeschlossen. Aber ihr Ergebnis kann ich nicht spüren als Glück oder Erleichterung. Diese Empfindungen sind begraben unter bleierner Müdigkeit und einem fremden Unvermögen der Augen, das Ziel zu fassen und zu halten. Wann immer das Bewusstsein eines Standorts, das Vertrauen in die Trittfestigkeit des Bodens unter den Füßen nicht mehr entstehen will und keine Hoffnung nach vorn, da senkt sich der Blick nach unten, bis man das Gewonnene nur noch als Abgrund erlebt, in den man jeden Moment abzustürzen meint.

Es sind die Augenblicke, wo nichts gewonnen, und alles verloren scheint. Aber in Wahrheit hat nur Erschöpfung, ein Mangel an Schlaf und Rast, die Kälte und ein gewöhnlicher Schneesturm alles für den Moment in absurde Relationen gerückt.

Diesen Moment der Orientierunglosigkeit gibt es am Anstieg zu einem umstürmten, kalten Berggipfel am Rand der Wüste, und auf dem Weg zum nächsten Etappenziel des Lebens ist es ebenso.

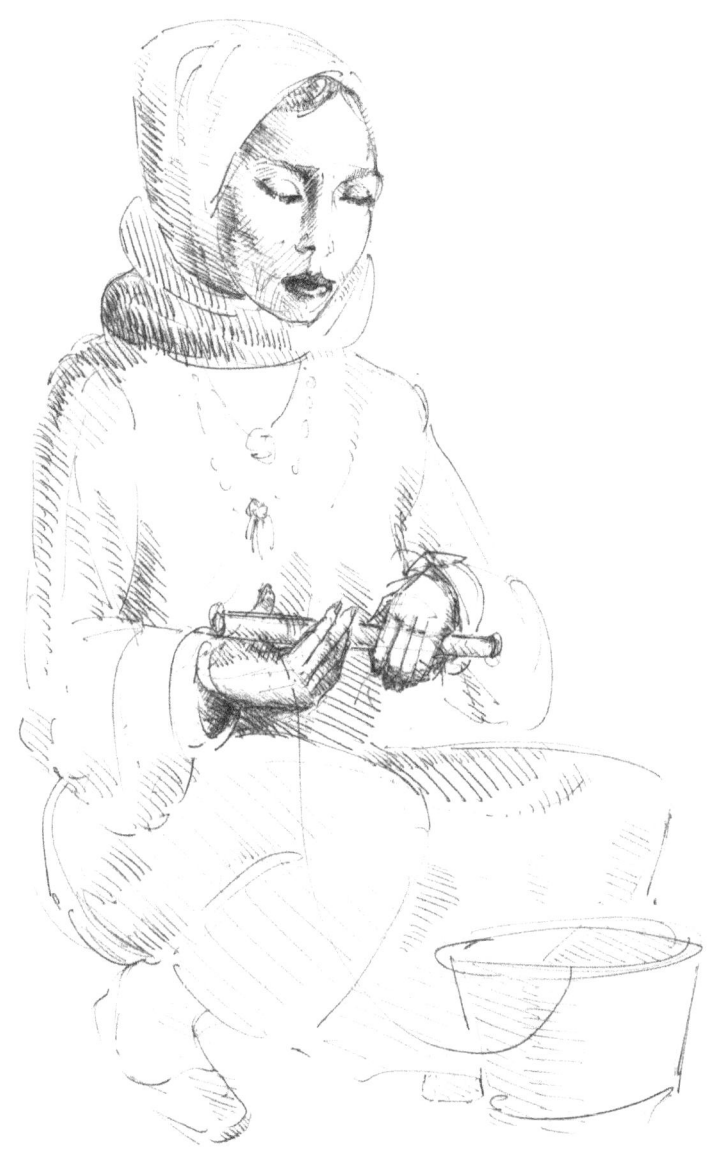

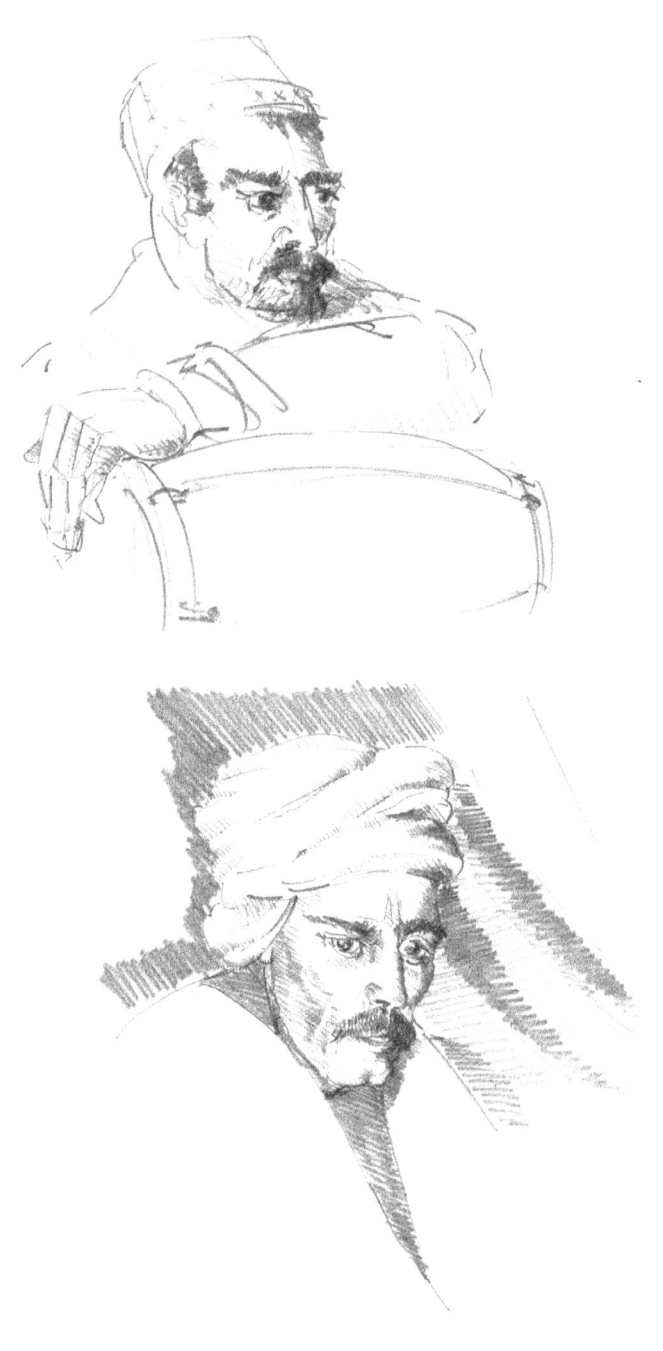

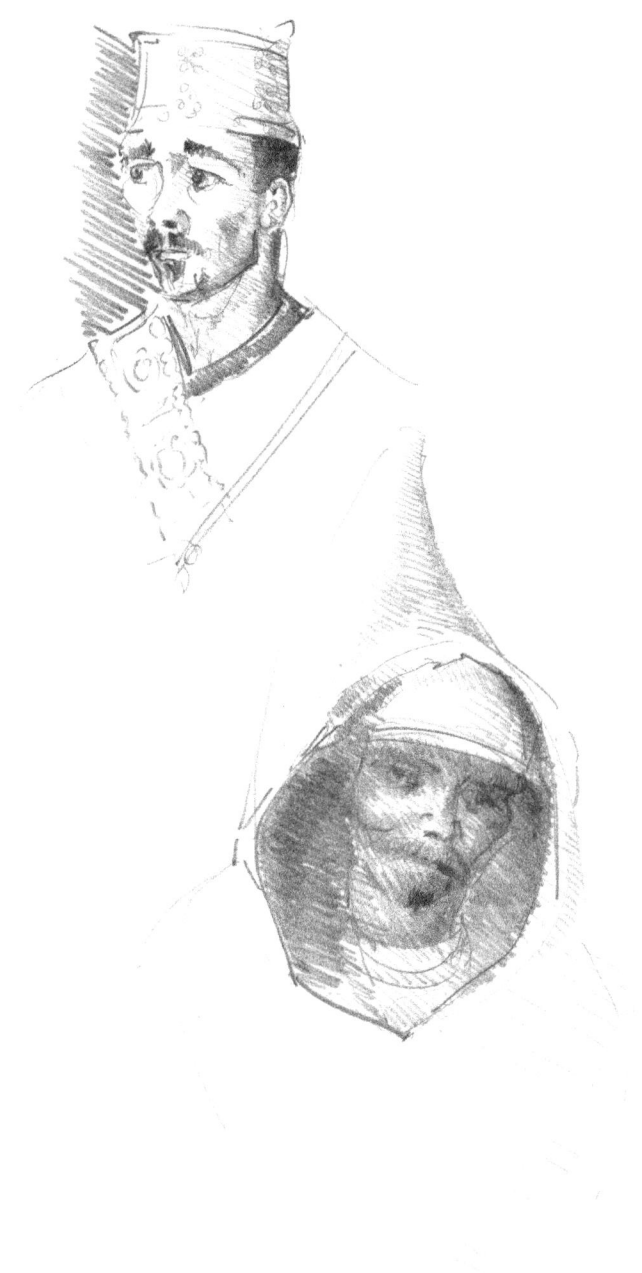

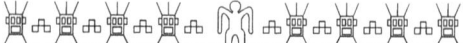

Die Trommeln auf dem Platz der Gaukler in Marrakech – ein Rhythmus in der Tiefe, der andere Rhythmen trägt auf seiner Bewegung aus Heben und Senken. Rhythmen, die kommen und gehen und wiederkommen im flackernden wilden Leuchten der Tänzerinnen und im Schatten der Zauderer (2).

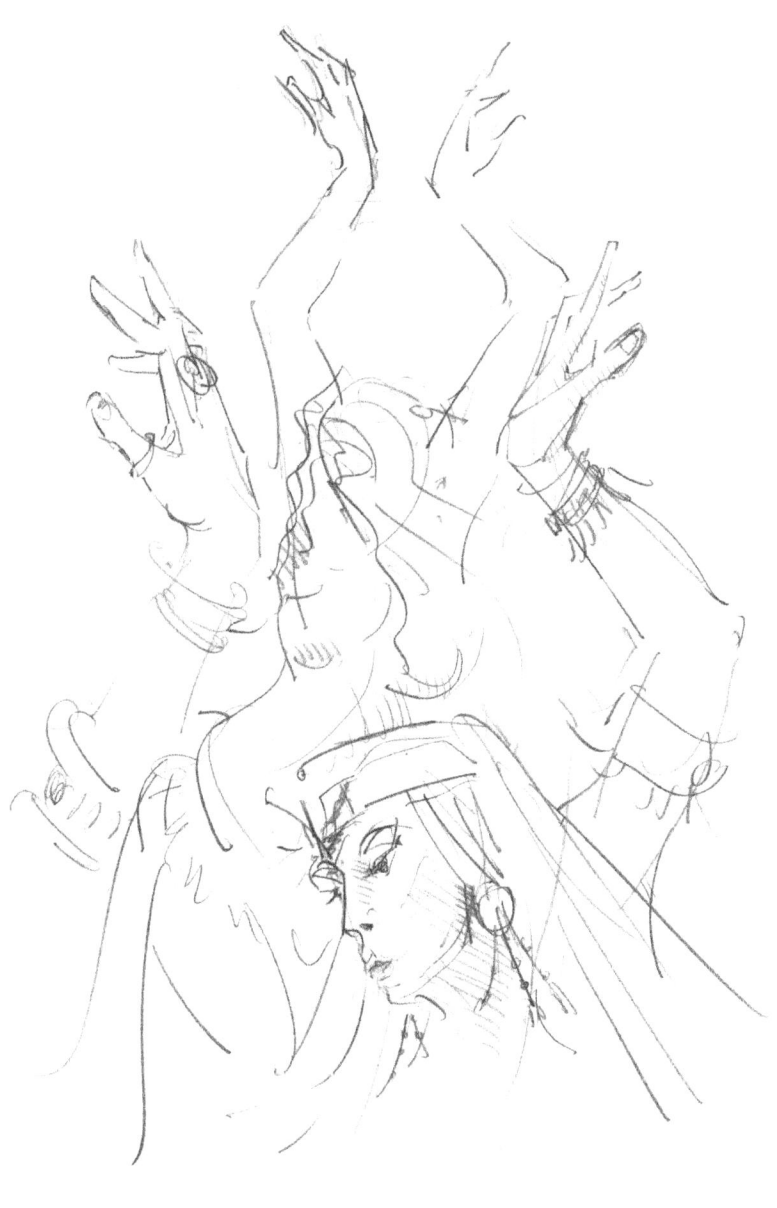

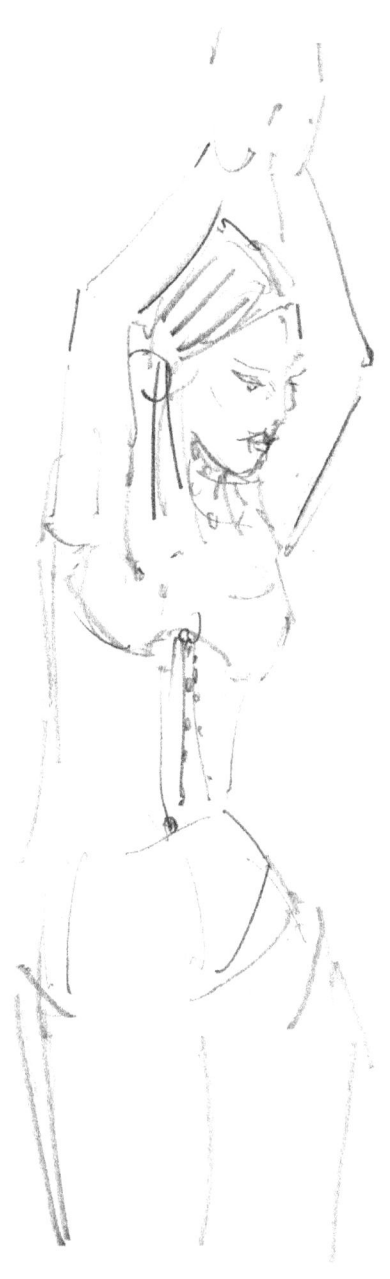

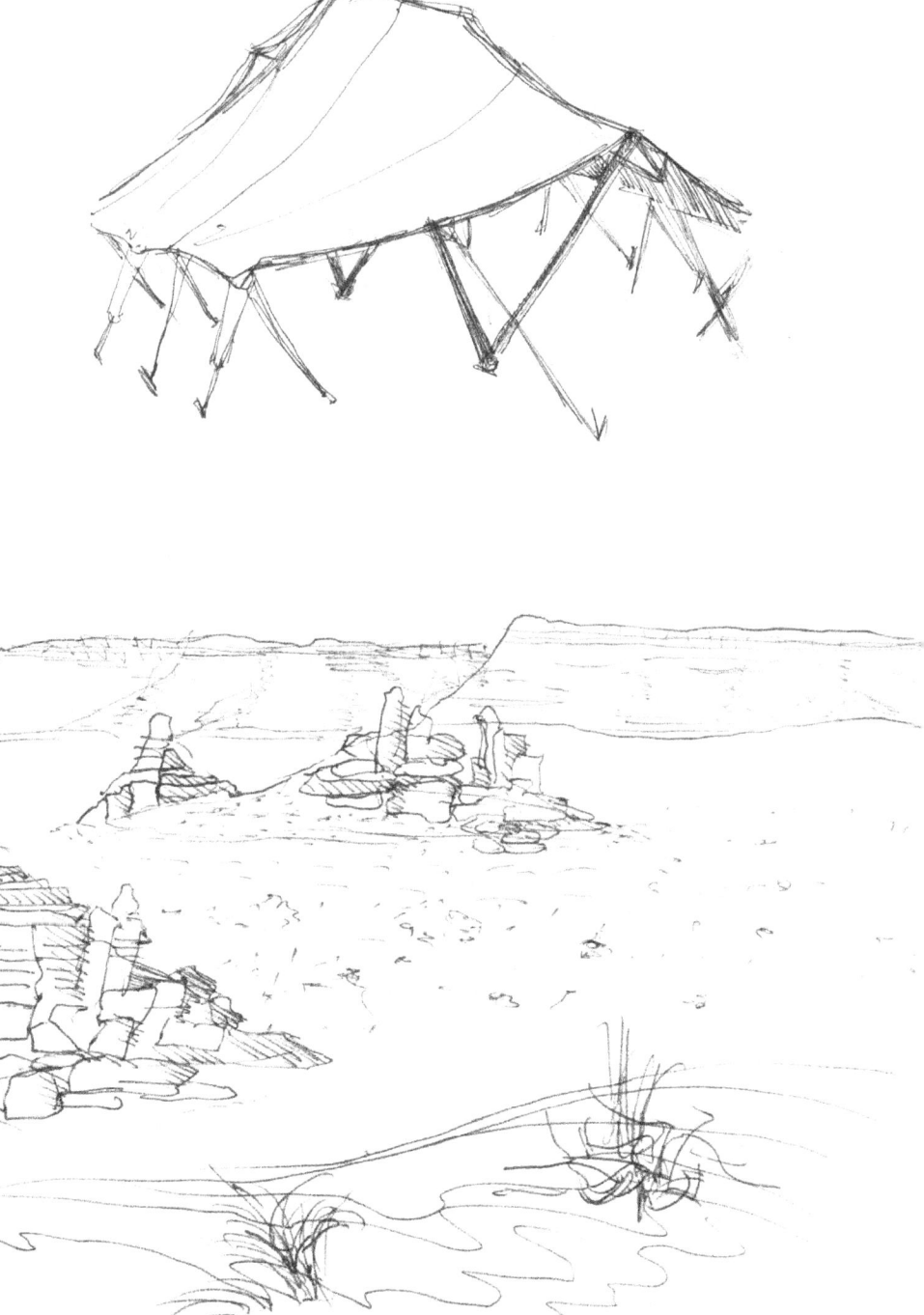

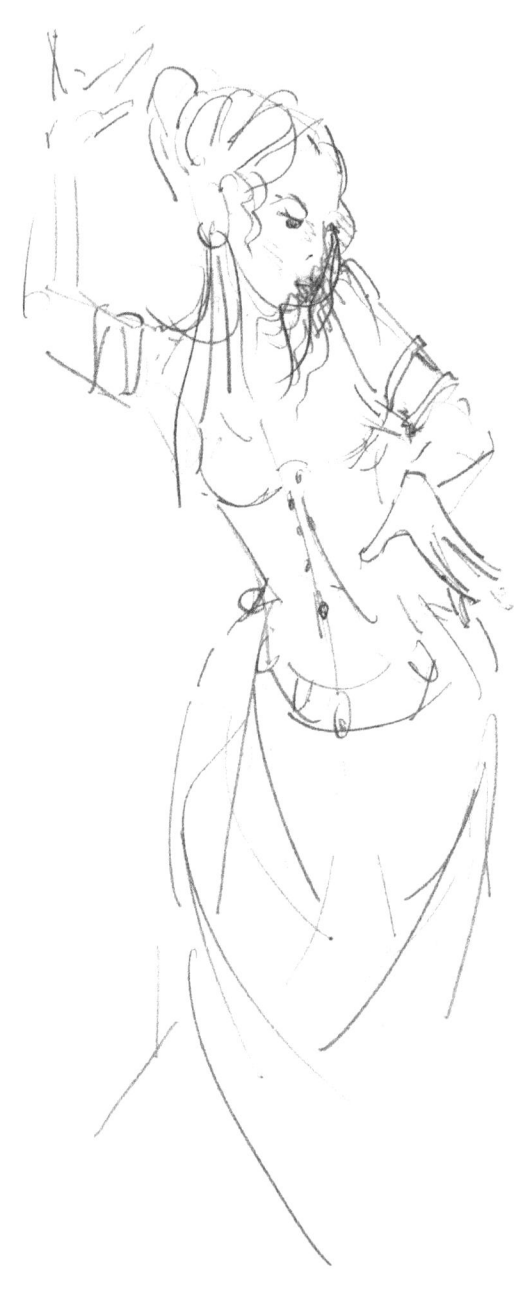

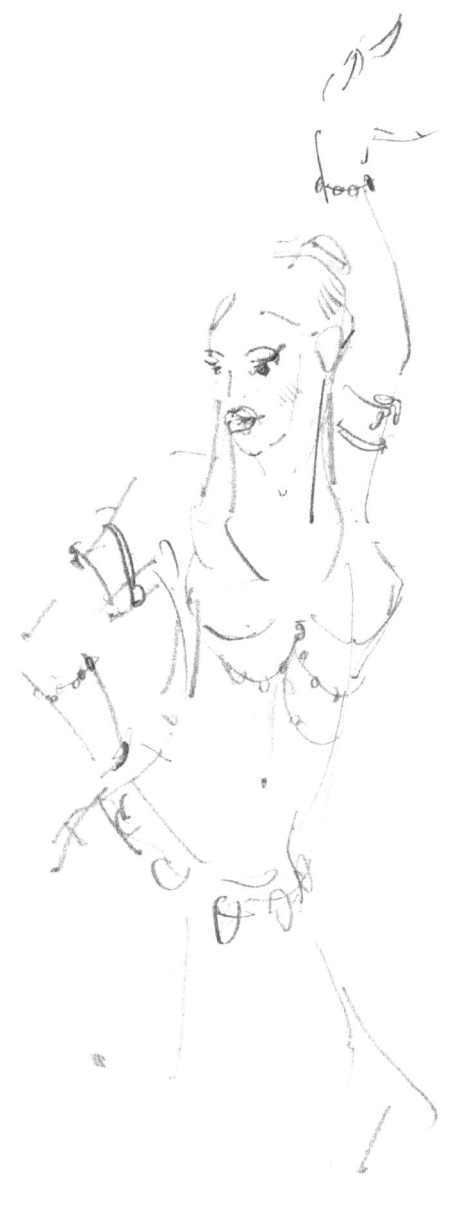

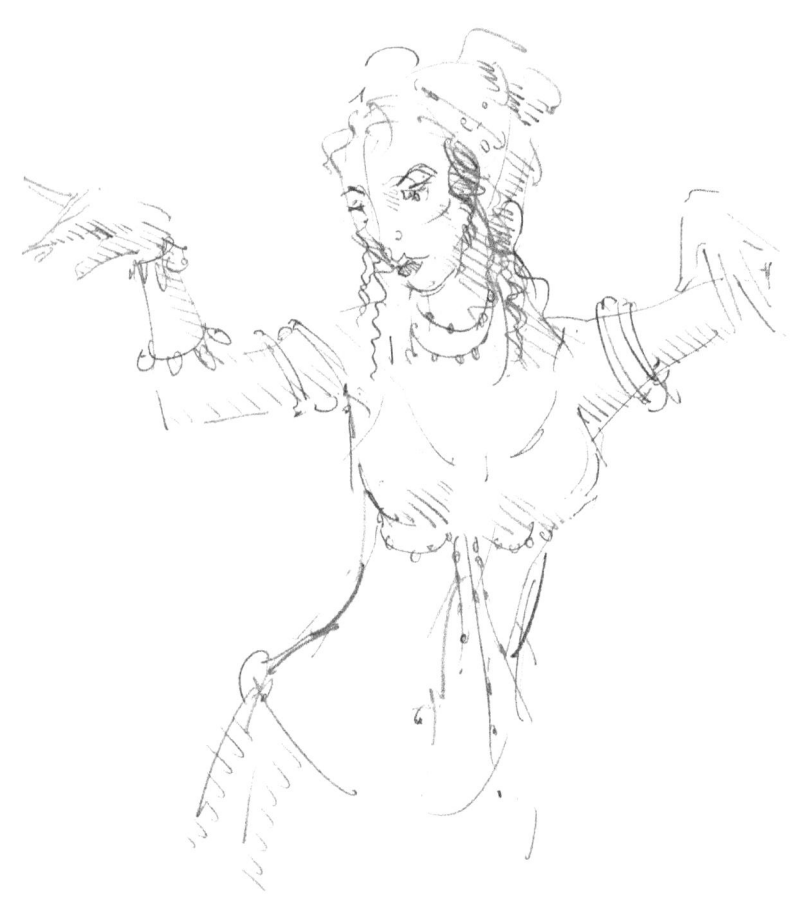

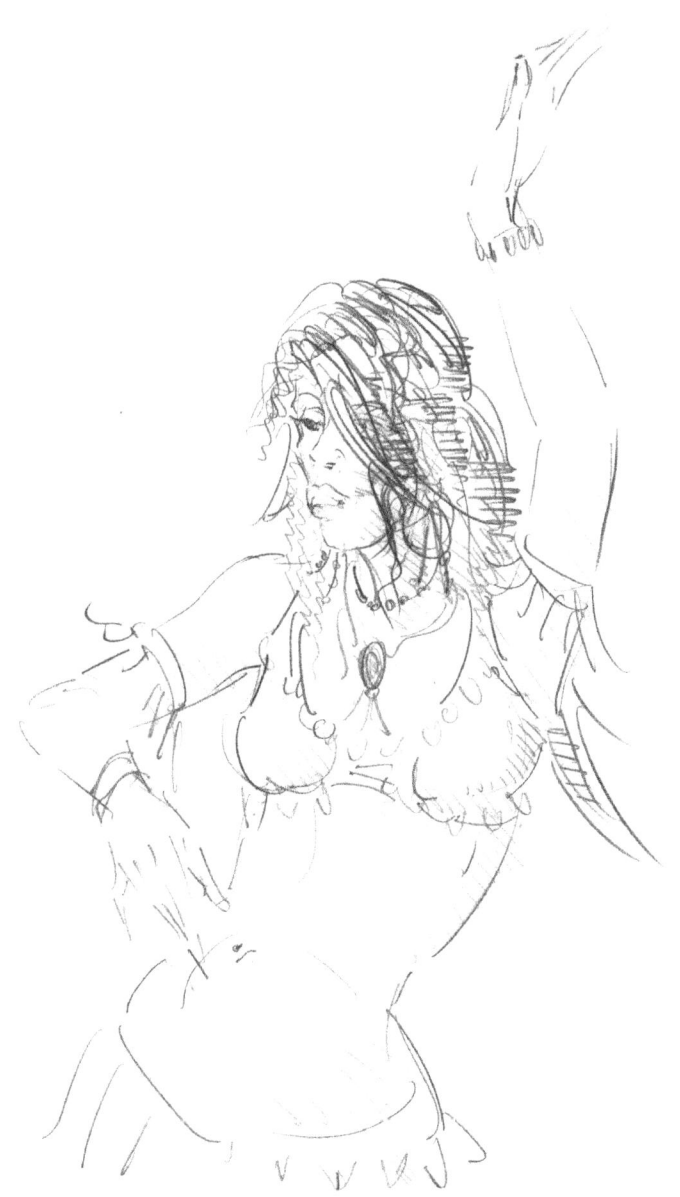

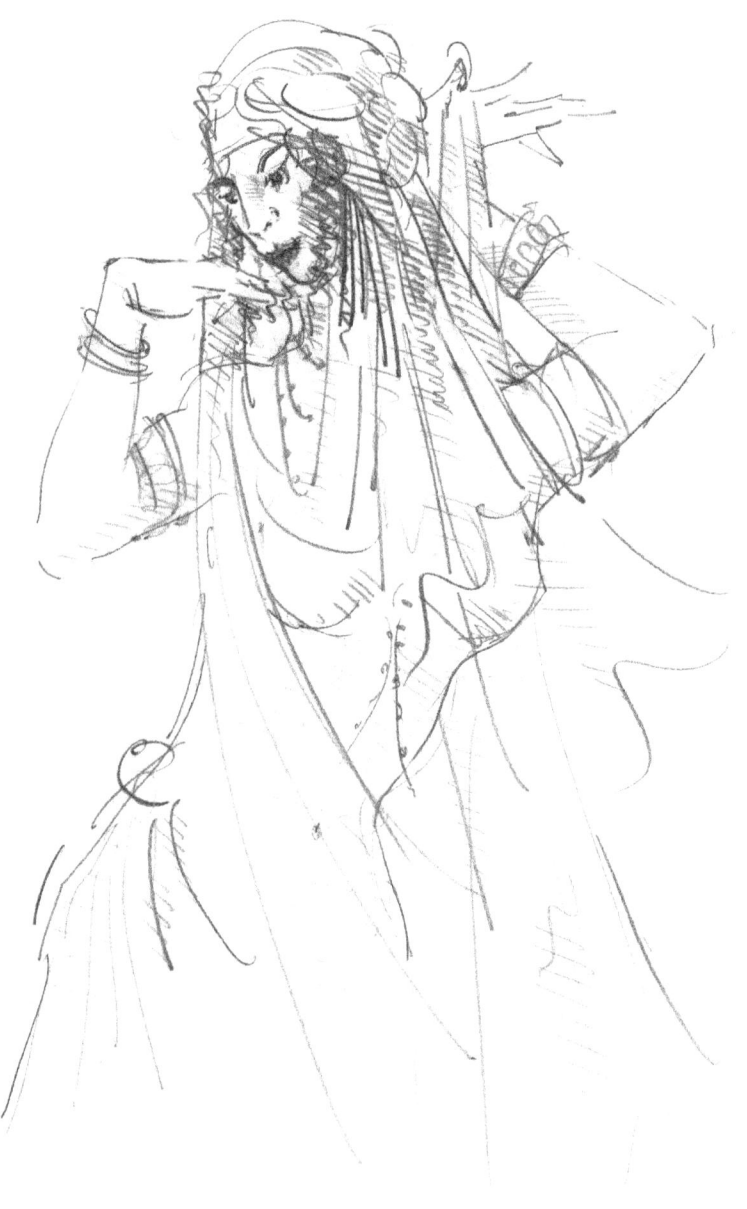

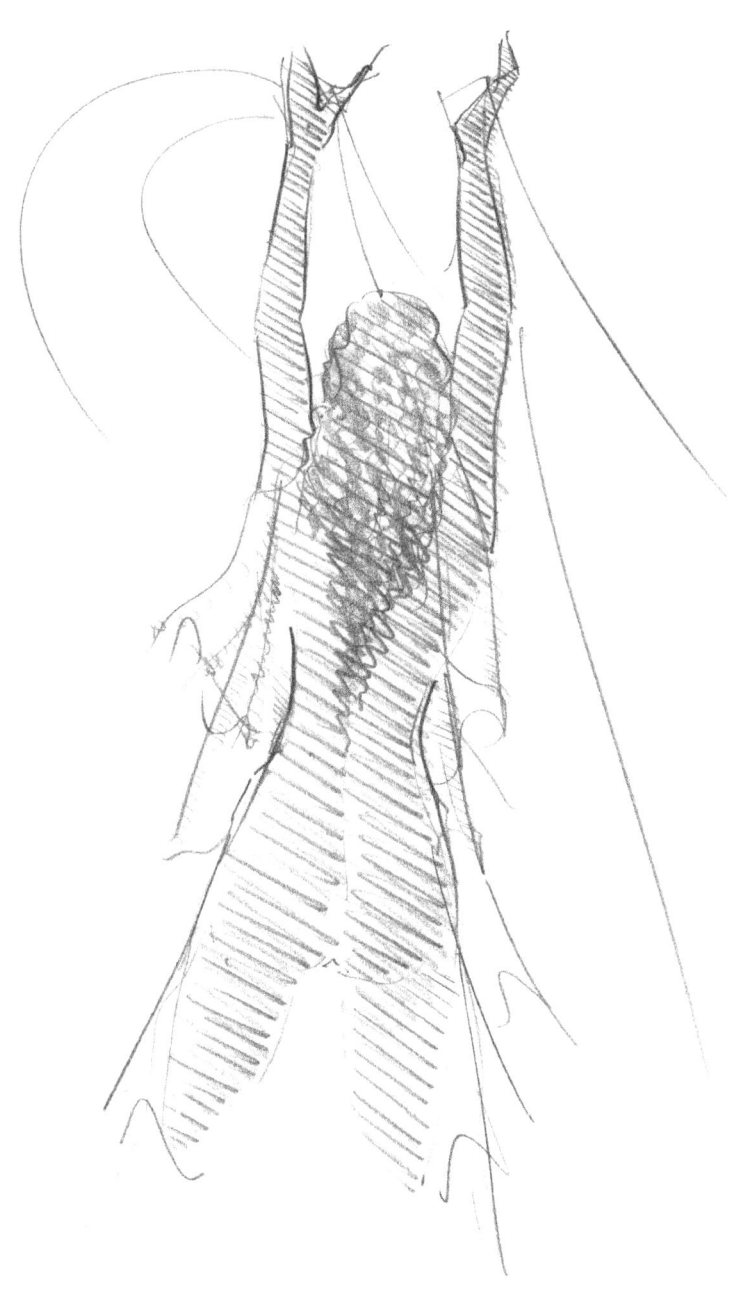

Gehen und Heimkommen ist ein Pendelschlag des Lebens, wie man meint. Und im Gehen und nicht mehr Wiederkommen wäre Stillstand, Verlorensein, fürchtet man. Doch es gibt ein Gehen ohne Blick zurück auf jenen Kreisel, dessen Mitte erstarrt ist und bewegungslos, während an seinem äußeren Umfang rasende Umdrehung herrscht, die kein Ziel hat, sondern ewig hinter sich hereilt.

Entschließt man sich zum Kampf, so nur in der Gewissheit, nicht gegen Schatten anzutreten, die einmal hier sind und einmal da. Geschöpfe der eigenen Phantasie und die intimen Kenner aller Ängste, Schwächen und Befürchtungen, wie kein realer Gegner sie jemals wüsste. Kämpfe also nicht gegen dich selbst in der Gestalt imaginärer Gegner, die nie schlafen, nie müde werden und nie zu greifen sind, sondern gewinne und erhalte dich als Freund und Verbündeten im Vorrücken gegen deine Grenzen oder gegen das, was du für deine Grenzen gehalten hast. (2)

Ziel und Handeln verdienen Misstrauen, wenn sie lange und komplizierte Erörterungen nötig haben. Alles, was wahr ist und groß, das ist auch einfach, ruhig und gelassen. Es begegnet jedem ohne Angst, mit Achtung und freundlich ohne Anbiederung. Es schenkt mit der Großzügigkeit echten Reichtums und wartet auf nichts (2).

Flughafen von Casablanca, Abflughalle: Die Touristinnen tragen den Schmuck der Gegend, wissen was *Habibi* heißt, für jede wurden dreißig Kamele geboten – oft gar in weiß –, und alle Beduinen haben schöne Augen.

Illusion und Fatamorgana

Ägypten

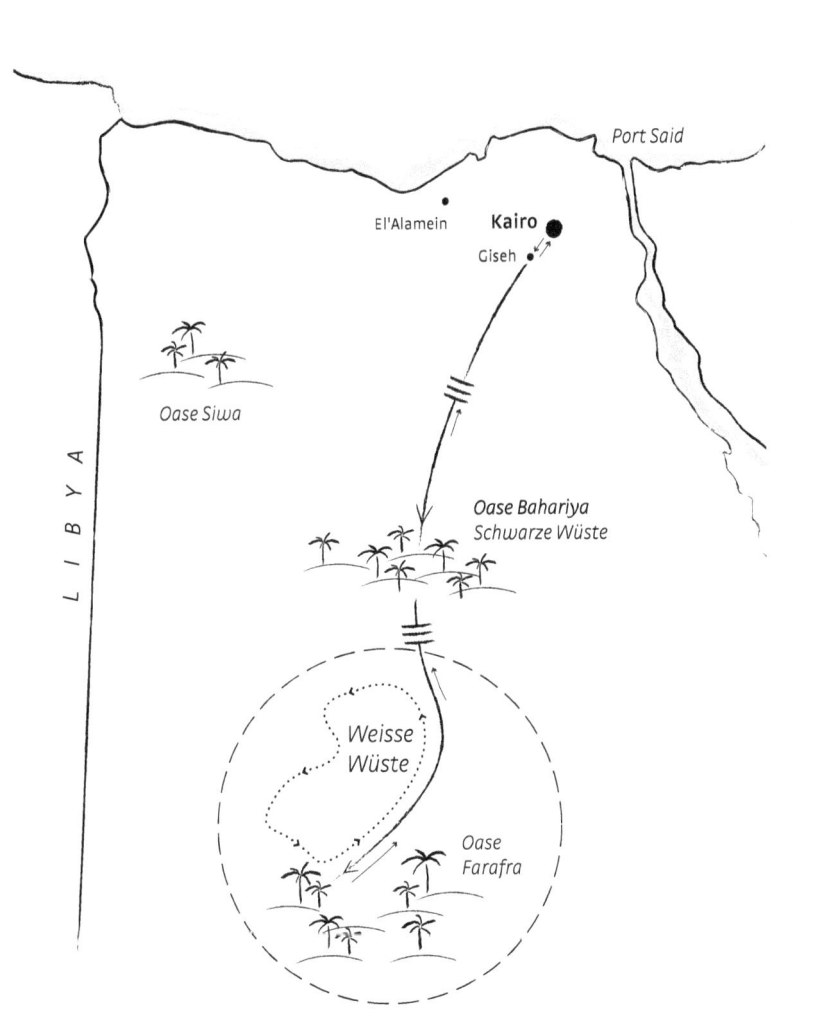

Abflug. Die Hoffnung auf ein tiefes und einfaches Glück am Wiener Längen- und Breitengrad wäre ähnlich rührend wie die Erwartung, ein Dattelkern, den ich in Grinzing aus dem Fenster in den Garten werfe, würde zur Palme werden.

Mancher dreht täglich die Wegweiser und Verkehrsregeln seines Lebens um – konvertiert sogar zum Linksverkehr, um Interesse zu erwecken oder dem Einerlei zu entgehen.
Fasziniertes Staunen zunächst, Verstörung dann und ein Haufen zerbeultes Blech zuletzt sind die Folgen.
Wer eine Landschaft voller Geheimnisse vor sich hat, der kann geraden Weges gehen ohne ständig nach der Richtung fragen zu müssen oder nach den Verkehrsregeln vom Tag.

Die Wäsche, die rechts und links in die Straßenschluchten von Kairo herunterweht, wird ohne Frage staub – trocken.

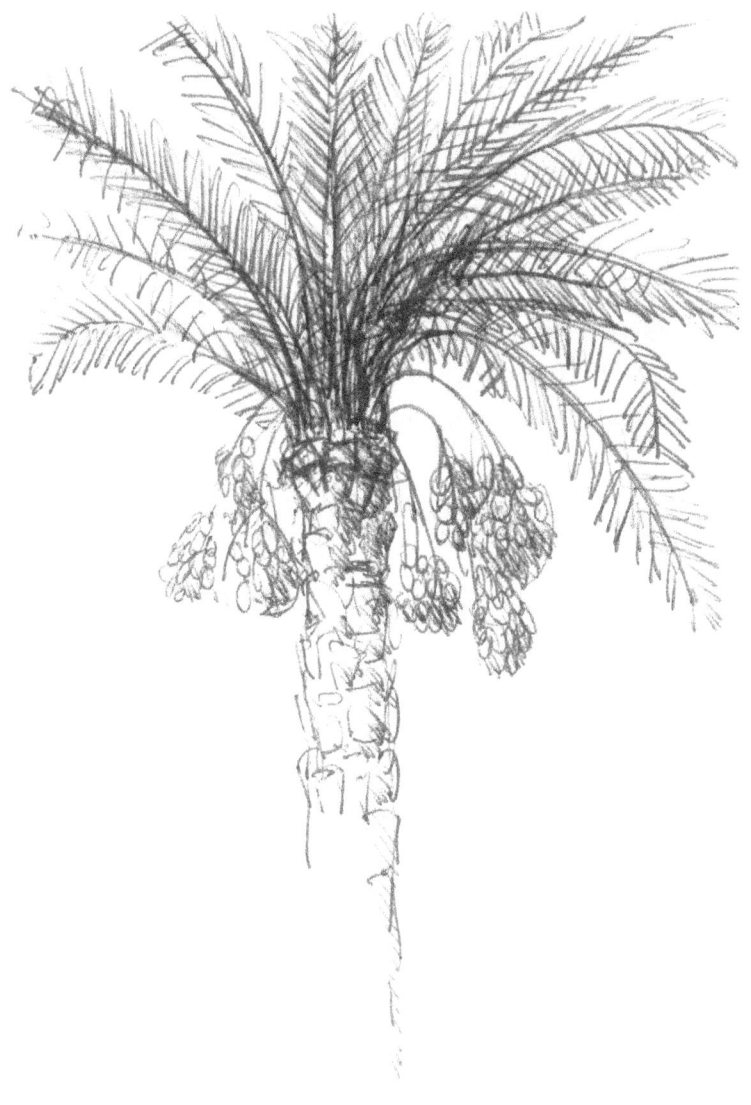

Der Straßenverkehr in der „schwarzen Stadt" ist ein endloser Akt der Kommunikation – unberührt von Tag – und Nacht. Die Morsezeichen der Autohupen wirken wie das allgemeine Stimmengewirr in einem rammelvollen Pub. Sie zeigen, wie viele Sprachen sich auf dem Fundament der Laute begründen lassen. Und sie zeigen auch, das im Gedränge keiner sein Bier verschütten muss, wenn alle wissen, dass der Durst des anderen ebenso brennt wie der eigene.

Die Stadt dehnt sich aus bis zu den Pyramiden von Gizeh – ein zentrifugaler monströser Vielzeller, mit 24 Millionen Innenleben.

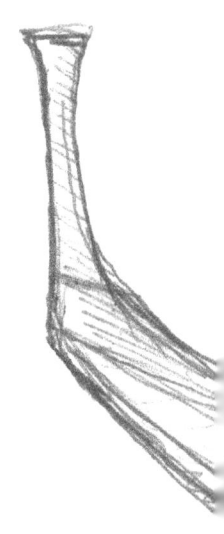

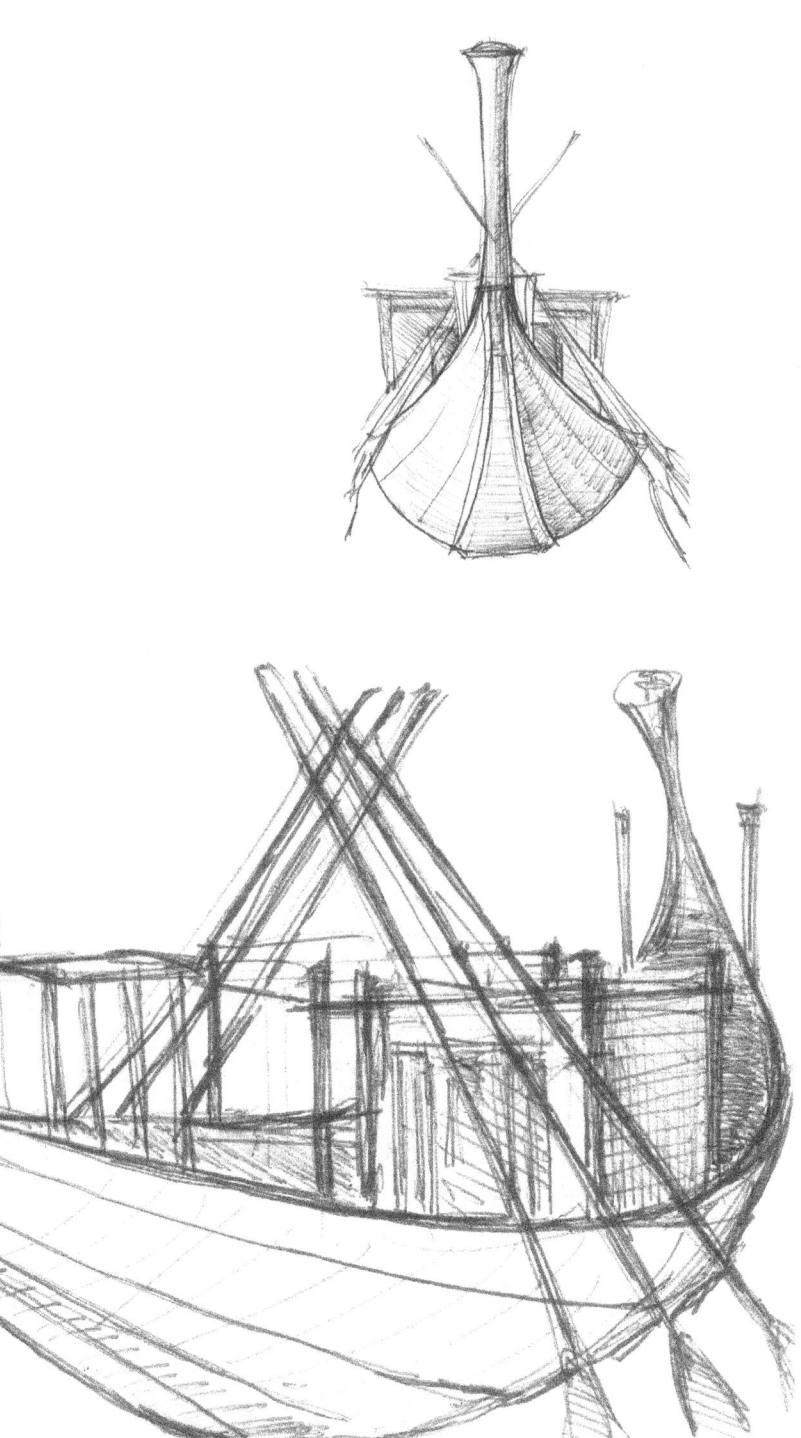

An den Pyramiden wird ein menschliches Merkmal unübersehbar: Ziele definieren sich nicht aus der Gegebenheit von Werkzeugen und Hilfsmitteln, sondern das Ziel bestimmt alles andere neu und hebt, zwingt es empor in seine eigene Dimension. Wenn wir aufhören, unsere Ziele nach unseren Werkzeugen zu bemessen und anfangen, alle Größen, Orte und Richtungen vom Ziel her zu bestimmen, dann überwinden wir unsere Befindlichkeiten, und nehmen der Zeit die Macht über uns. Wir weisen dann den Kompromiss zurück und wollen das große Ganze in seiner vollkommenen Schönheit. Aber nicht, indem wir darum hadern oder uns dafür verkaufen, sondern indem wir es erschaffen aus unserer Leidenschaft und Kraft.

Jeder erfolgreiche Schritt auf diesem Weg ist ein Glück, das uns wahrhaftig gehört, unabhängig von den Launen des Tages und der Willkür der Menschen.

Oft geschieht es durch Zufall, dass einer das Reich der Phantasie eines anderen betritt, so wie unversehens unter den Wanderdünen eine Schatzkammer zum Vorschein kommt, die dort verborgen lag für lange Zeit.

Man überwindet ihre Finsternis, Stufe für Stufe und lässt ihre ganze Schönheit erstrahlen in einem einzigen Augenblick, eine geheime goldene Welt. Ist dies passiert, dann hängt alles an der Entscheidung, ob man sein Geheimnis bewahrt und beschützt, oder es verrät, verkauft und eintauscht, Stück für Stück zum Goldpreis des Tages.

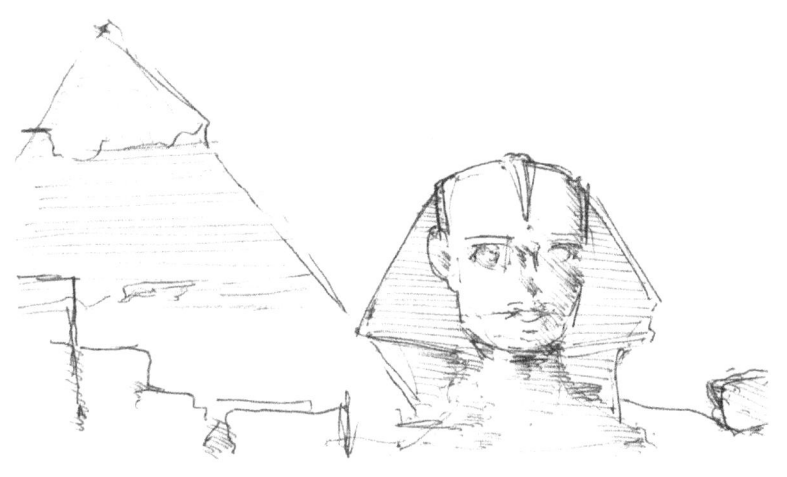

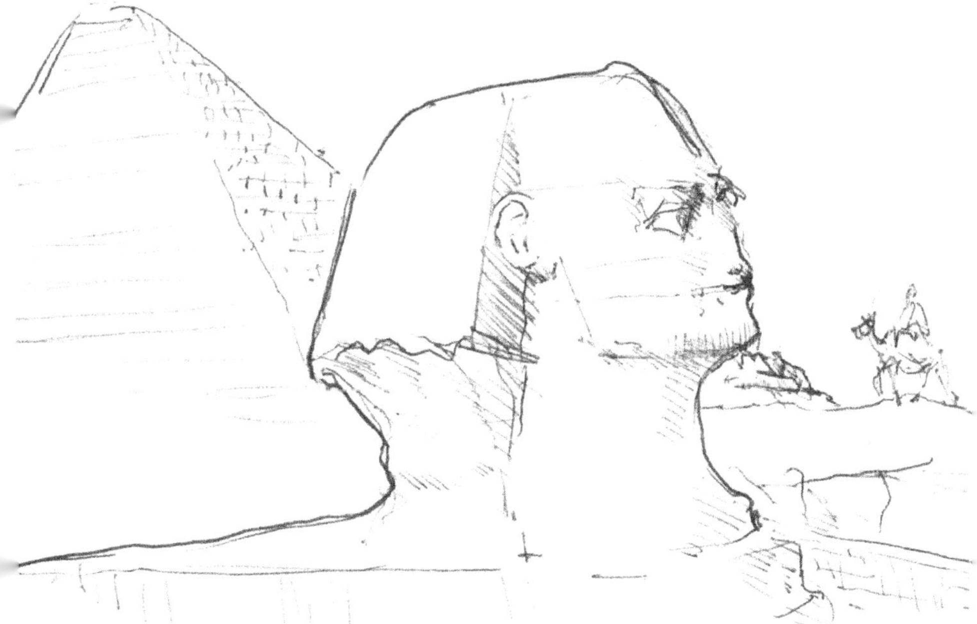

Ziele sind nicht einfach da. Wir suchen sie unentwegt, stellen sie vor uns hin und reiten dagegen. Und in Art, Größe und Entfernung dieser Ziele kommen Mut und Kraft zum Ausdruck – bis wir zuletzt nicht das Ziel als unser Gegenüber betrachten, sondern mit ihm eins geworden sind, und von dort aus sehen wir unsere eigenen Bemühungen als ein Gegenüber, das an seiner Aufgabe die erforderliche Größe und Stärke erreicht. Wir werden dann zur sogbildenden Kraft unserer eigenen Anstrengung und vergessen durch das Eins-Sein mit dem Ziel alle Schmerzen und Qualen auf dem Weg dorthin. Es ist nicht mehr der ungewisse Blick von fern auf eine Hoffnung, sondern der Ort der Erfüllung leitet alles zu sich hin.

Der Friedhof um die Moschee Mohamed Ali*, „die Stadt der Toten", besteht aus Grabstätten in denen Menschen leben. Teils ohne Licht und Strom, ohne Kanalisation. Auf dem weißen Marmorsarkophag im Mausoleum eines Sultans stolziert ein magerer und zerzauster Hahn, am Grabstein eines Derwisch davor ist ein hinkender Hund angebunden und bellt aus Leibeskräften.
Die Bewohner der Totenhäuser sagen, sie wachen über die Toten und im Ramadan erhalten sie zu essen von reichen Gönnern, angerichtet auf Stoffbahnen am Boden.

---

* Mohamed Ali: Albanischer General, von den Osmanen zum Khedifen, ihrem Statthalter in Ägypten, ernannt. Gründer einer Herrscherdynastie 1805, nach Napoleons glücklosem Versuch, sich gegen Mamelukken, Osmanen und Engländer durchzusetzen.

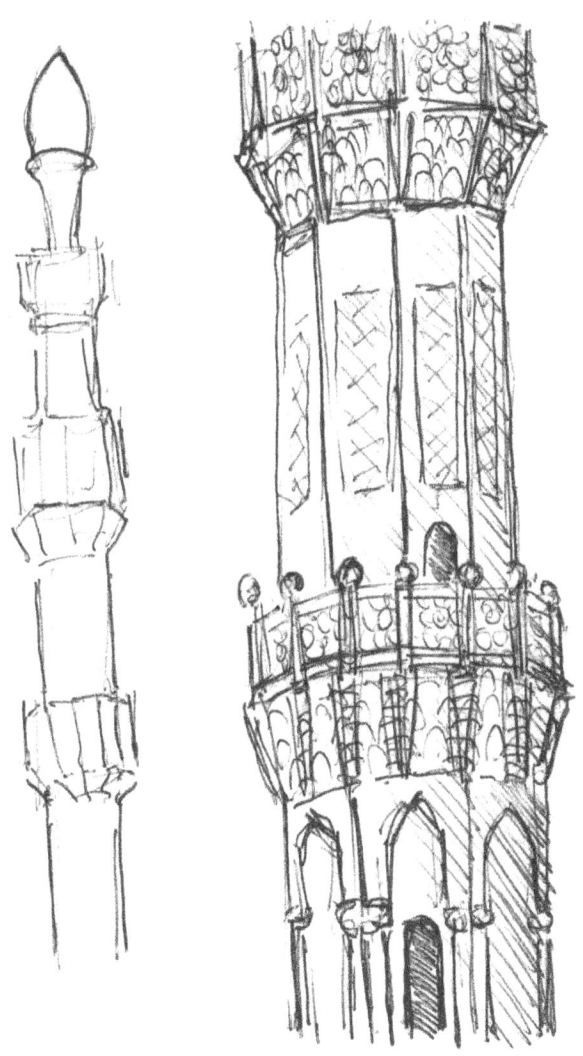

Solange man dem Augenblick nicht Gelegenheit gibt, zu einer neuen Wirklichkeit zu wachsen, so lange hält uns die Vergangenheit im Griff, und sie gibt der Zukunft keine Chance, sondern immer wieder nur ihre eigene Gestalt.

Manche Menschen haben sich angewöhnt zu träumen, um ihrem gnadenlosen Sinn für Realität zu entkommen – so wie ein Manager am Abend Opium raucht, um die Börsenkurse und den gestrigen Bridgeabend zu vergessen.

Und es gibt die geborenen Träumer und Phantasten, die sich mühevoll zu einem Spießerleben erziehen, weil sie berechtigte Angst haben vor der Gewalt ihrer Träume.

Die Derwische tanzen, und jeder schaut auf seine Art dabei zu.

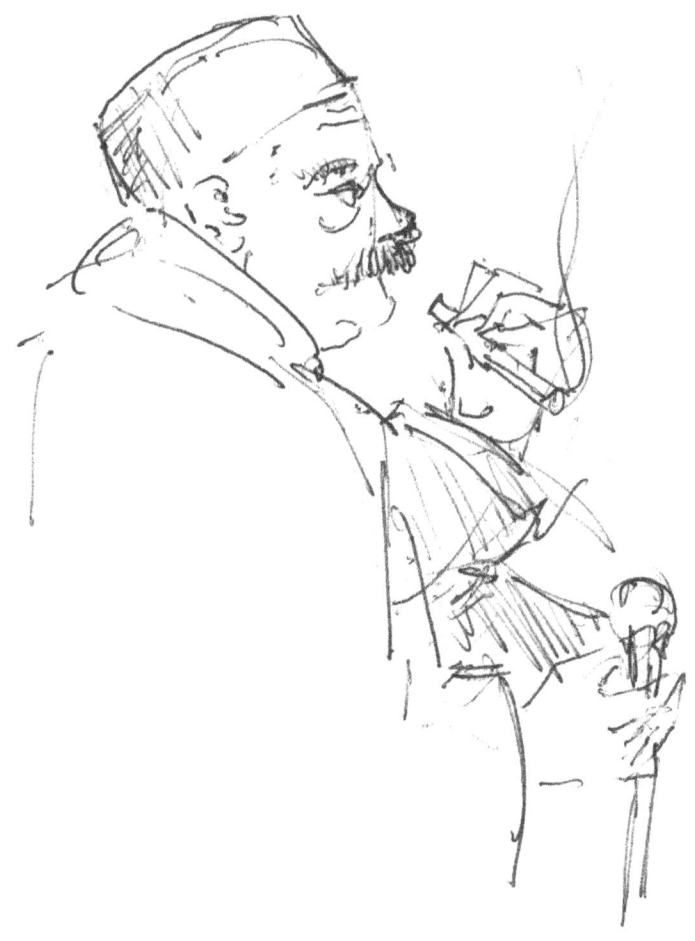

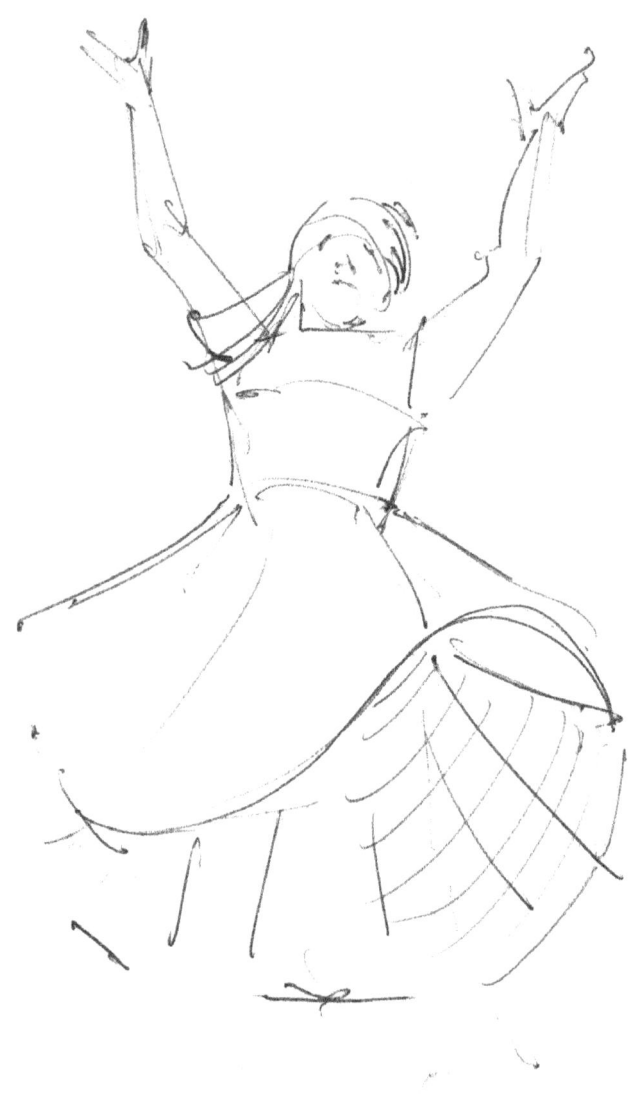

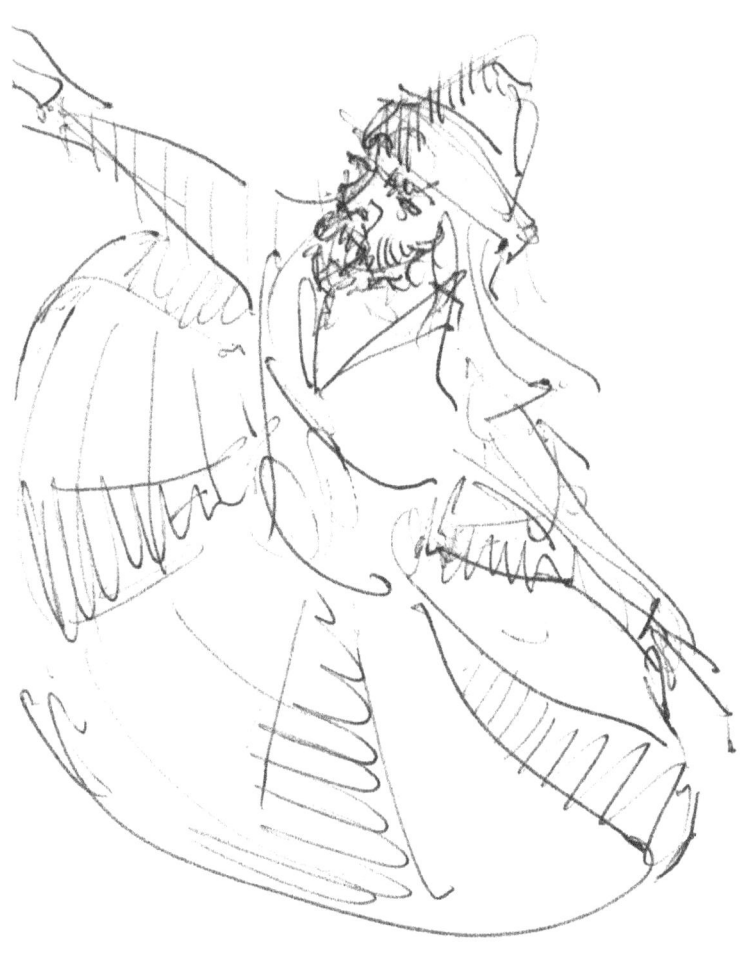

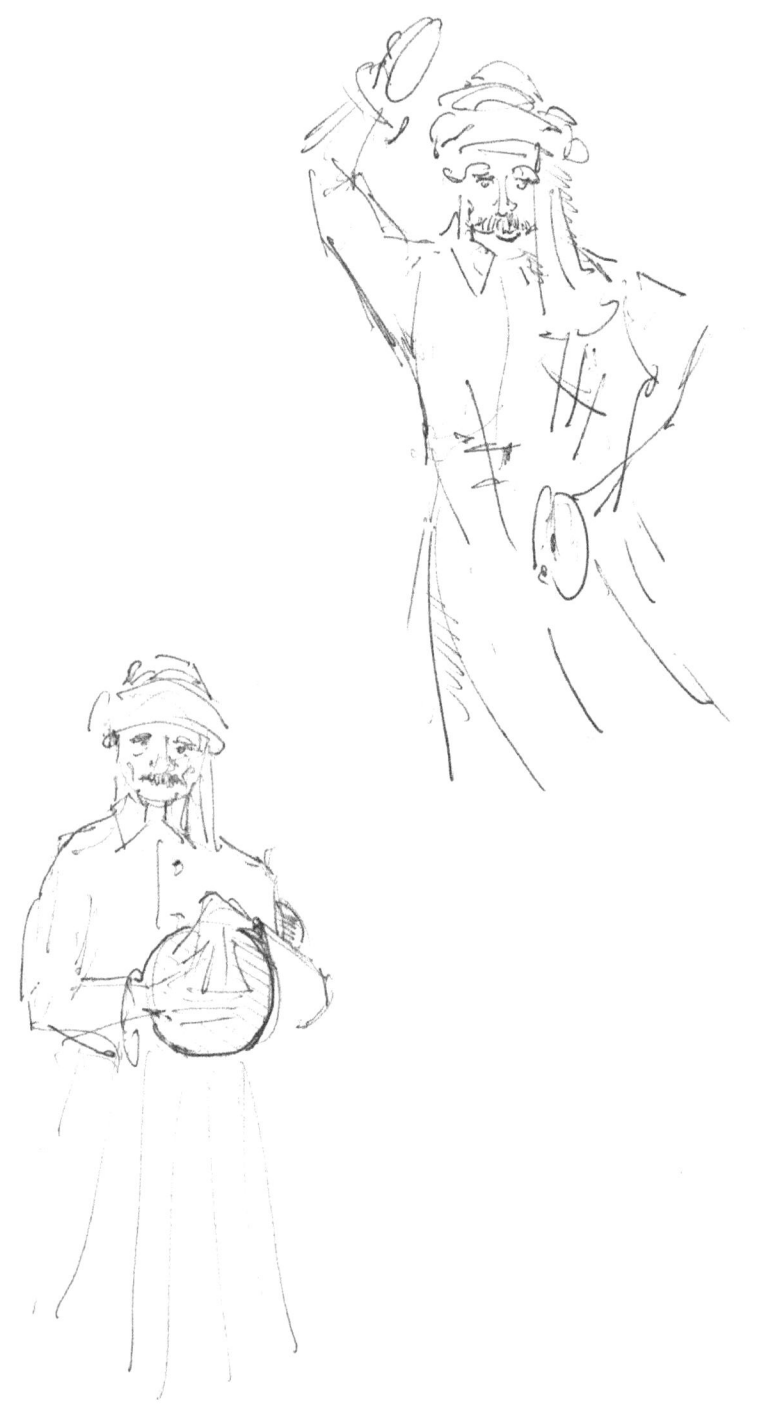

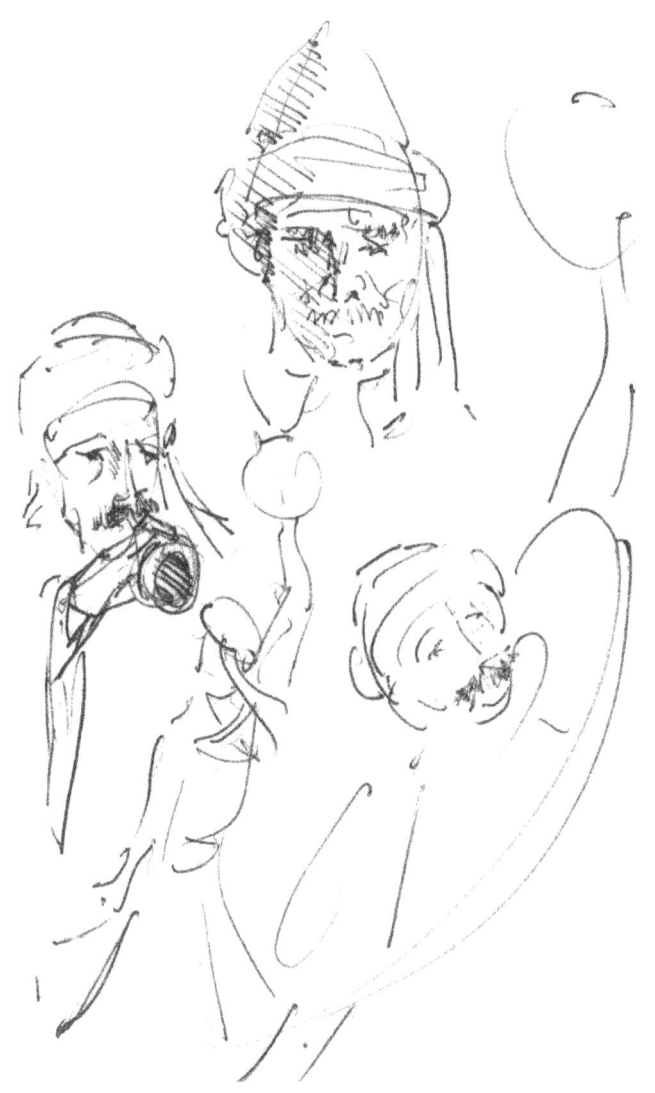

Oase Farafra, Vorbereitung zum Aufbruch. Die Männer der Oase sagen, in der Wüste ist alles anders. Das Essen, das Trinken, der ganze Mensch ist anders dort. „Morgen ist ein anderer Tag", sagen sie, und es bedeutet, dass der Moment Raum erhält, um zu wachsen. Und keiner von ihnen lacht, ohne alle Zähne zu zeigen – nur der Besitzer der Oasenherberge für Trekking-Touristen lacht anders.

Wie Hitze, Kälte, Schnee und Frost die Wasserspeier von Notre Dame zu Mumien ihrer selbst verformt haben in Hunderten von Jahren, so hat der Sandsturm hier in der weißen Wüste dämonische Skulpturen aus einer Landschaft von Kreideerosionen geschürft und gegraben. Steinerne Wächter über die Mühen der Tugend hier, und über die mühelose Schönheit da (2).

Drei Stunden ostwärts von Farafra: Der Boden aus Schwarz, Weiß und Braun mit den verstreuten Versteinerungen einstiger Korallen und Muscheln – ein Kaleidoskop in nie endender Bewegung, eine Denkkulisse für Neues. Aber in den Kreidefelsen entstehen und verschwinden auch Bilder der vagen Andeutung des Bekannten mit dem Steigen und Sinken der Sonne.

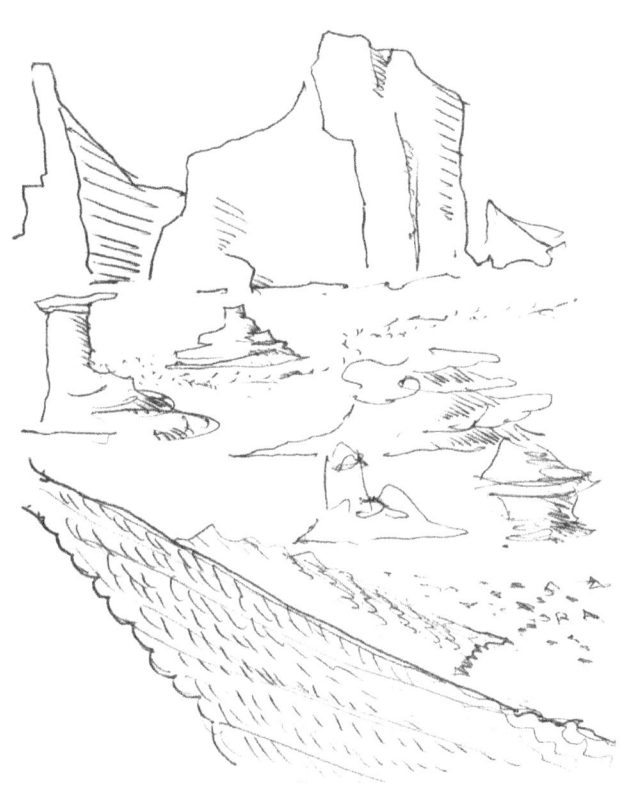

Der Kreidekalk-Boden in der Weißen Wüste, aufgebrochen an manchen Stellen wie eine Scholle und voller Risse, wenn die Kamele darüber hinweg ziehen. Besonders am frühen Morgen, bei Sonnenaufgang erinnert er an Schnee- und Eiswüsten der Arktis.

Erwachen mit Eis im Bart, festgefroren am Shesh* und am Schlafsack. Wie abgekühlt unter Körpertemperatur, und der erste Versuch, mich aufzurichten, ist ein mittlerer Willensakt.

Sehen, hinsetzen, zeichnen, während die Karawane weiterzieht, und wieder hinterher – eine Übung, zig Mal am Tag.

Vieles hängt davon ab, wo Himmel und Erde einander berühren. Ein hoher Horizont vermittelt Enge, Abgeschlossenheit, auch Geborgenheit. Ein tiefer Horizont steht in starker Abhängigkeit vom Licht. Viel Licht oberhalb der Horizontlinie gibt Weite, Auflösung der Beengtheit, wenig Licht erzeugt Unsicherheit und Beklemmung in Unklarheit.

* Shesh: Langes, schmales Stofftuch, aus dem der Turban gewunden wird.

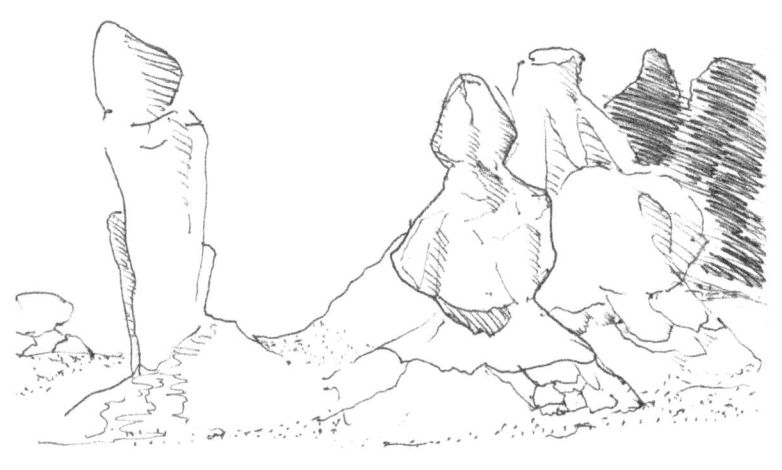

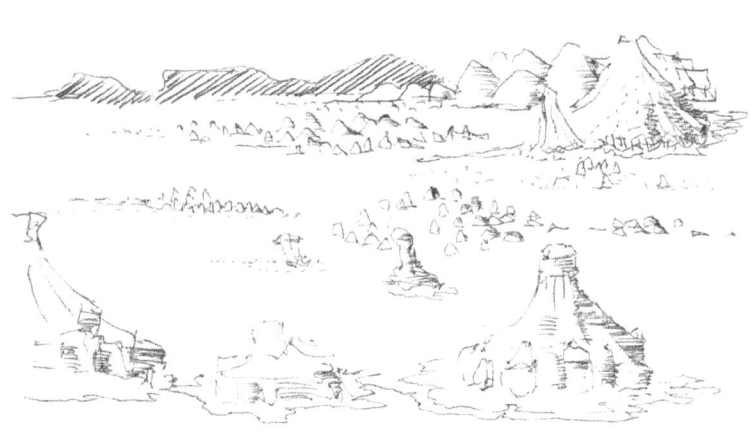

Die Form der Kreidegebilde ist im Entscheidenden eine Frage ihrer Dimension. Die kleinen Erhebungen sind einander ähnlich durch die Wirkung von Wind und Sand. Es sind rundmodellierte Kuppeln und sie stehen in engen Gruppen. Die großen Erhebungen unterliegen stärker der Schwerkraft. Aus ihren Kuppelformen brechen gewaltige Stücke und stürzen zur Erde. So entstehen Skulpturen ohne Maß. Ihre Gestalten sind vielfältig, einzigartig und gefährdet.

Kraft entsteht aus Einfachheit, aus Stille – und die sollte man immer unter einer bewegten Oberfläche spüren, so wie das Meer in seiner Tiefe unbewegt bleibt, wie sehr auch der Sturm die Wellen hoch und höher gehen lässt. Leidenschaft ist Leben. Aber sie soll sich immer in der Ruhe sammeln, sonst wird sie zum Gefuchtel wie die vordergründig laute Stimme in einer Gesellschaft, wo alle zugleich reden. (2)

Gedanken und Träume liegen in der Wüste auf dem Weg – Es zählt, ob man sich hinunterbeugt, um sie aufzuheben, und es zählt, wo und in welchem Moment man es tut. Ob der Sand sie vor uns verbirgt oder eine Wanderdüne sie uns entdeckt (2).

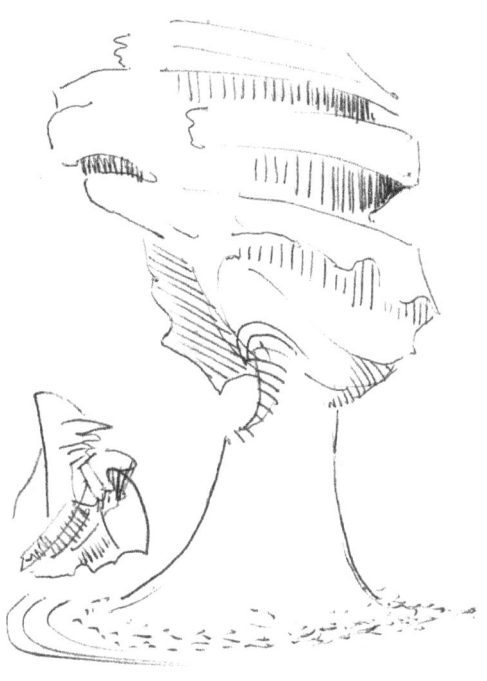
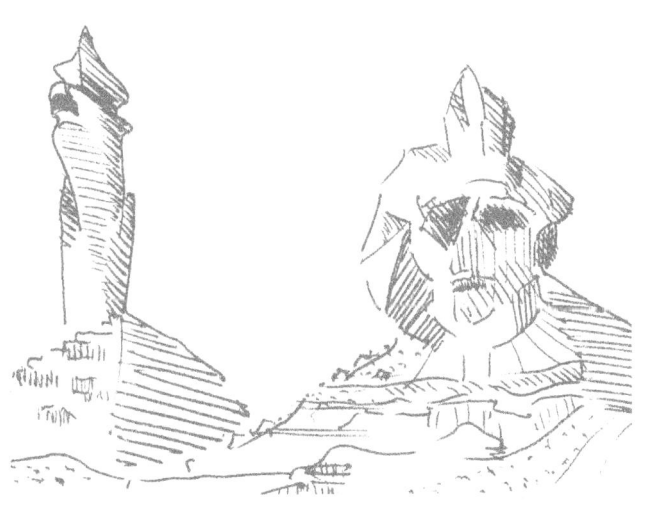

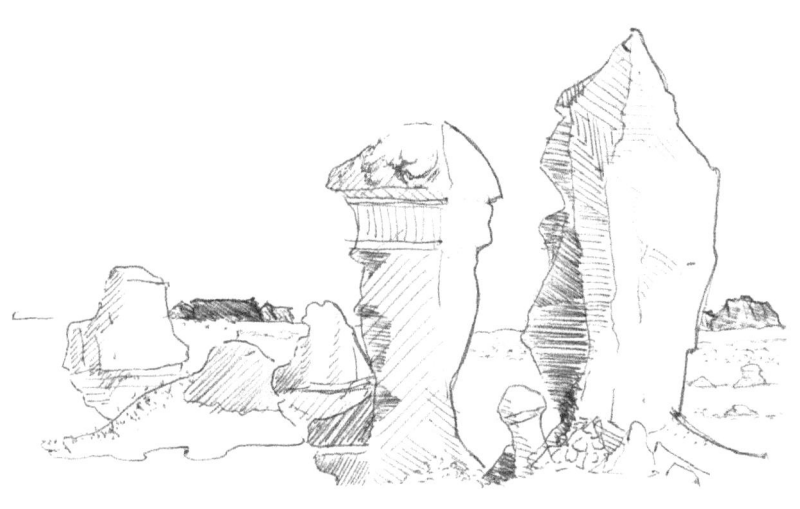
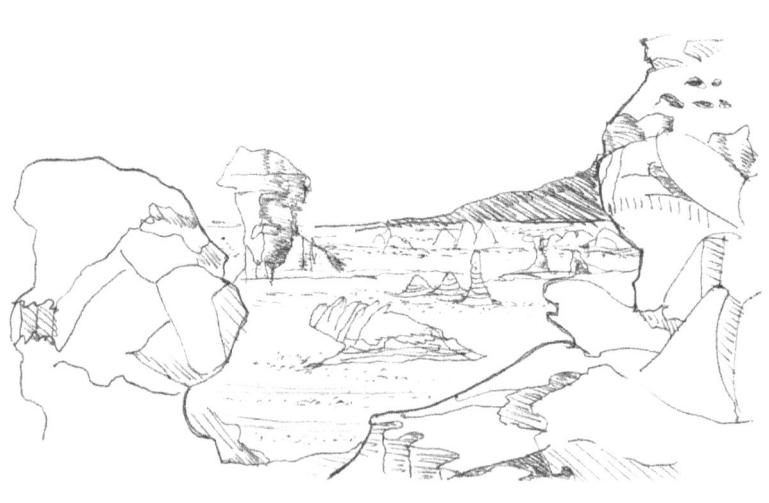

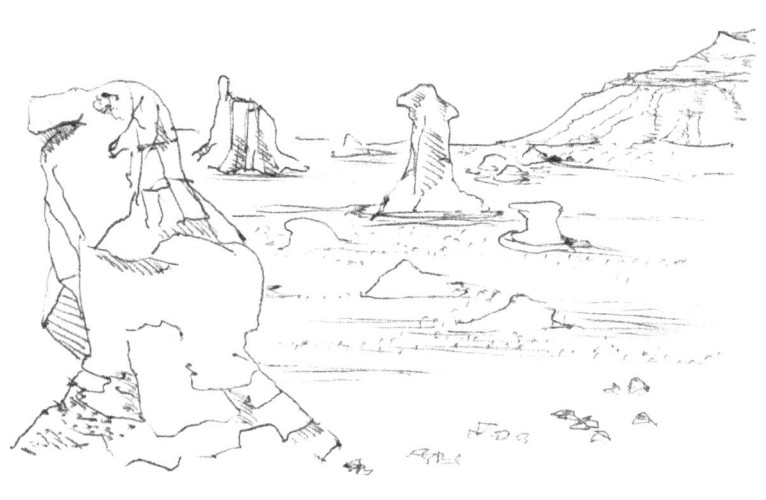
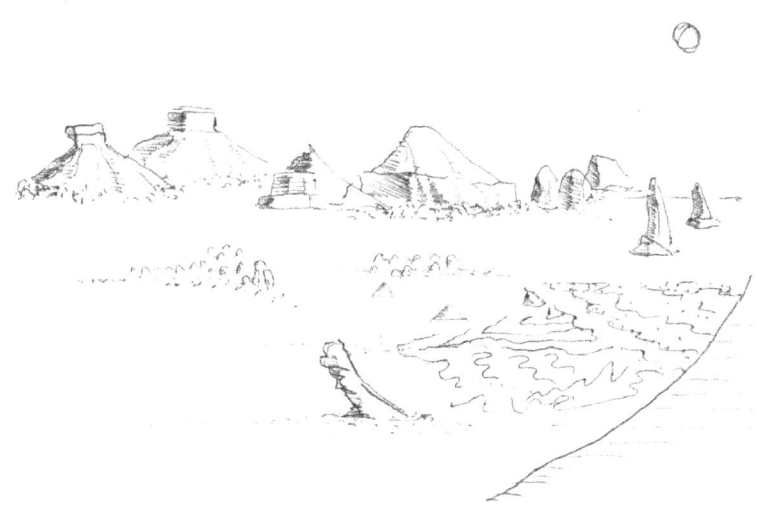

Weiter in nordwestlicher Richtung. Ramadan – eine Last mehr für die Beduinen. Sie haben ihre erste Mahlzeit um vier Uhr früh und die nächste Gelegenheit zu trinken nach Erreichen des Lagers, wenn die Sonne untergegangen ist.

Alles gerät den Beduinen zur Trommel – die Teekanne, der Zuckerbehälter und der Wasserkanister.

Im Ramadan wird nicht das Laster zur Tugend, sondern die Nacht zum Tag – doch nur bis an den Rand der Wüste: Hier bleibt alles, was es immer war. Weil es ohne Aufschub Gesundheit und Leben kosten kann, würde man hier Lügen und Masken Glauben schenken und dafür die bewährten Regeln brechen. Wer so denkt und empfindet, der erträgt auch den Ramadan, ohne Erleichterungen oder Begünstigungen zu wollen.

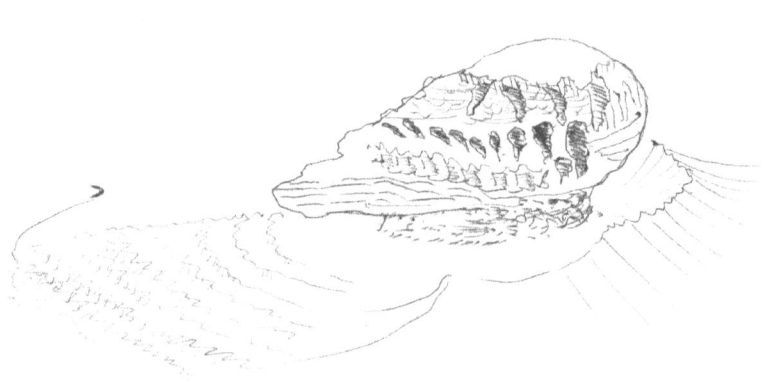

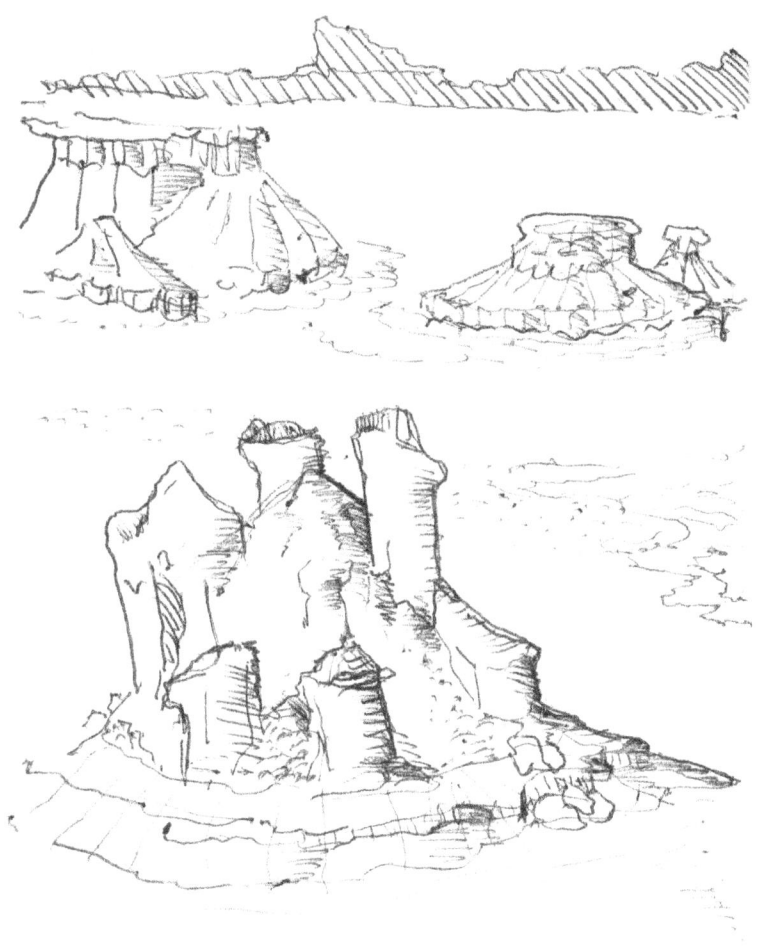

Wirklichkeit und Wahrheit, Gemeinsamkeit und Einsamkeit: Stell dir einen großen Korallenstock vor, der versteinert in der Welt steht. Blickst du durch eine seiner Röhren und bleibst dort, so wirst du das, was du siehst, für die Wirklichkeit halten. Änderst du deinen Standort, und siehst durch andere, durch viele Röhren und in viele Richtungen, so wirst du viele Einblicke erhalten. Kleine Wirklichkeiten innerhalb einer wachsenden Wahrheit werden daraus entstehen. Und aus dem Bewußtsein, dass du nie durch alle Röhren gesehen haben kannst, wird Toleranz. Gehst du gemeinsam mit einem anderen Menschen von Röhre zu Röhre, so kann Liebe entstehen in dieser wachsenden Wahrheit und mit ihr gemeinsam immer größer werden. Wenn kein gemeinsames Sehen durch dieselben Korallenröhren mehr ist, so werden sich auch die Wirklichkeiten wieder entzweien und verschieden werden. Und ohne Vertrauen in das, was du nur glauben kannst, ohne es zu sehen, wird die verbindende Wahrheit aufhören zu sein.

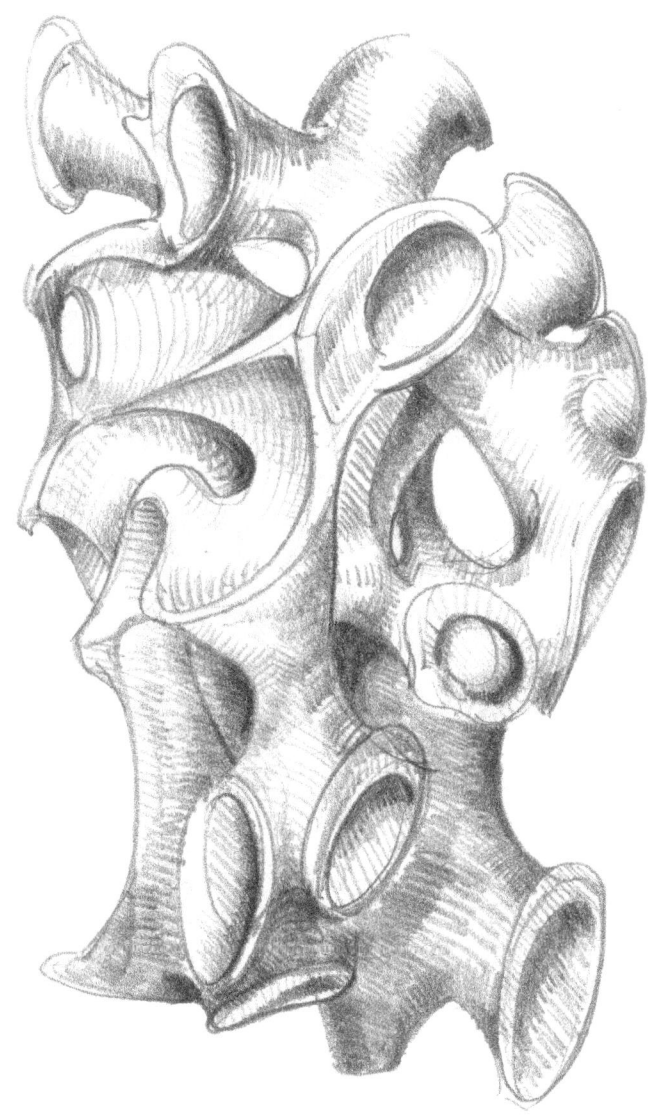

Klage der Kamelführer: Alle fragen zuerst: „Wie heißt das Kamel?" Und dann fragen sie: „Und wie heißt du?"

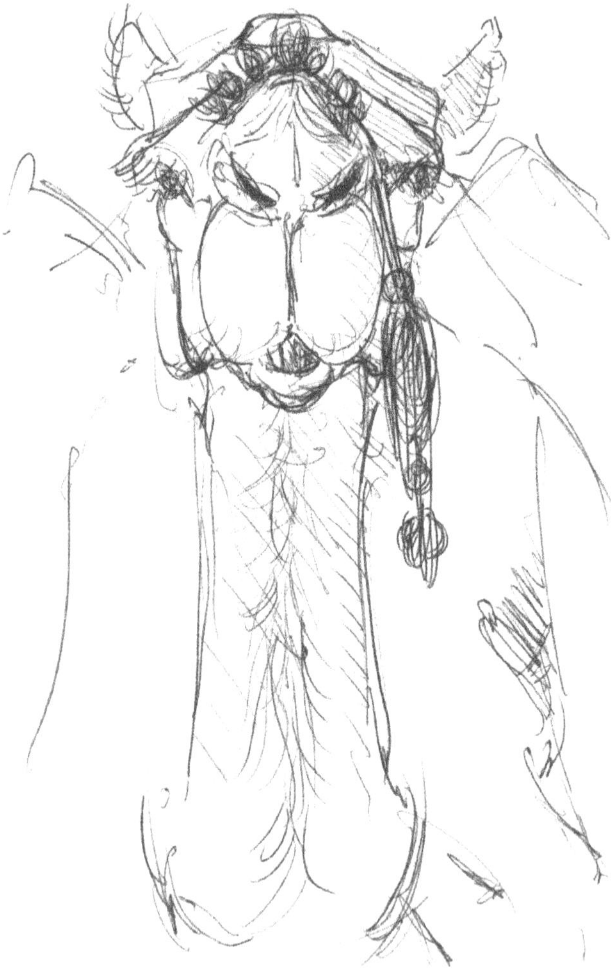

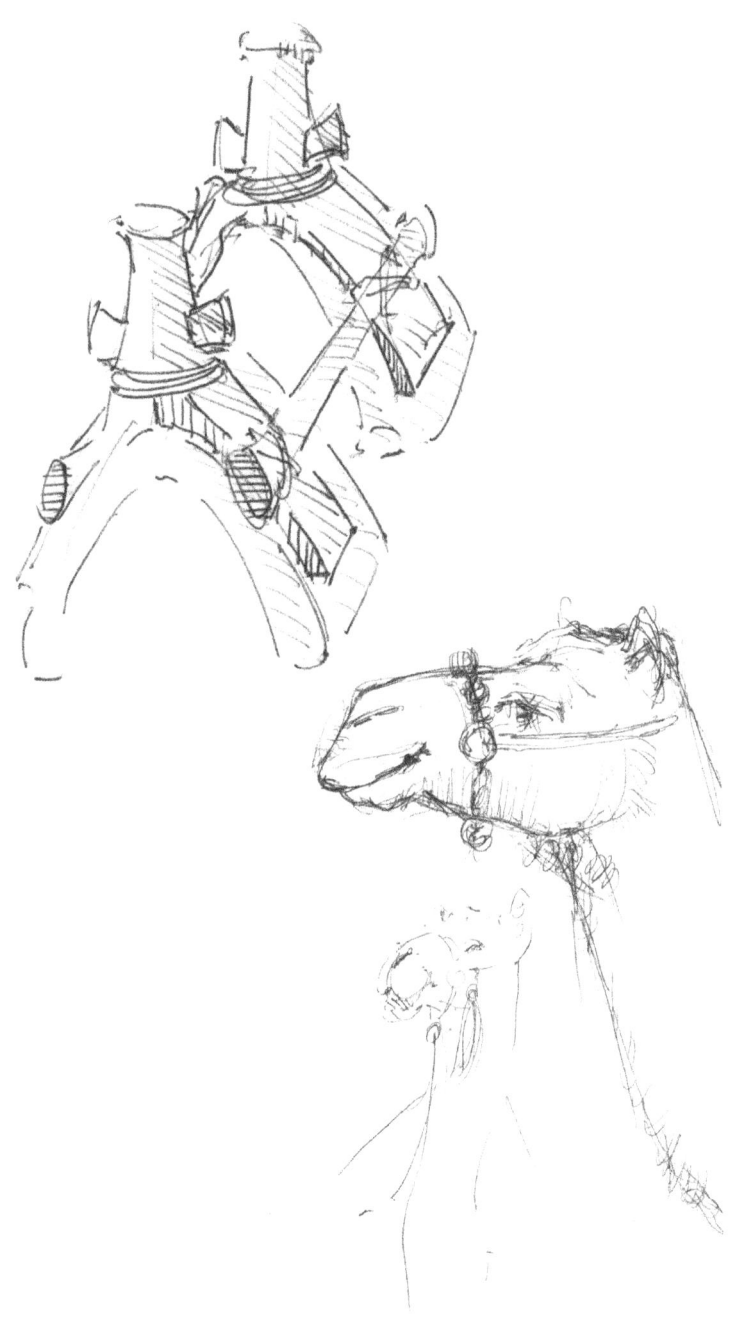

Jede Zeichnung ist eine einzigartige Mischung aus dem, was man sieht, dem, was man weiß, und dem, was man vergessen muss, um immer noch überrascht und begeistert zu sein.

Der Himmel über dem Weg ist zumeist wolkenlos. Aber wenn man aufhebt, was an versteinerten Korallen, Muscheln und Schnecken vor den Füßen liegt, und es von allen Seiten betrachtet, dann ist es oft ein „Wolkenschauen" der besonderen Art.

Grundwahrheiten findet man am Grund, nicht an Oberflächen. Vielleicht stößt man daher so oft auf sie in der Wüste.

Im Leben hört das „Maskenschrecken" nie auf. Und während die einen versuchen, mit eigenen Beinen laufen zu lernen, studieren die anderen Theaterrollen ein, um zu überrumpeln, zu entmutigen und zu benutzen. Haben die einen gelernt, dass man verdienen muss, was man wünscht, so die anderen, dass man denen scheinen muss, was man nicht ist, damit sie tun, was man nie könnte, aber zu einem schönen Leben nicht entbehren will.

Am Weg ein Steinhaufen, ein Alam. Er ist ein Wegzeichen, das man aufrichtet beim Aufbruch einer Karawane, und wenn sie ankommt, wieder. Es gibt Stellen in der Wüste, wo Menschen dem Tod entkommen sind. Dort stehen viele Alamaten. Man nennt sie El Alamein.

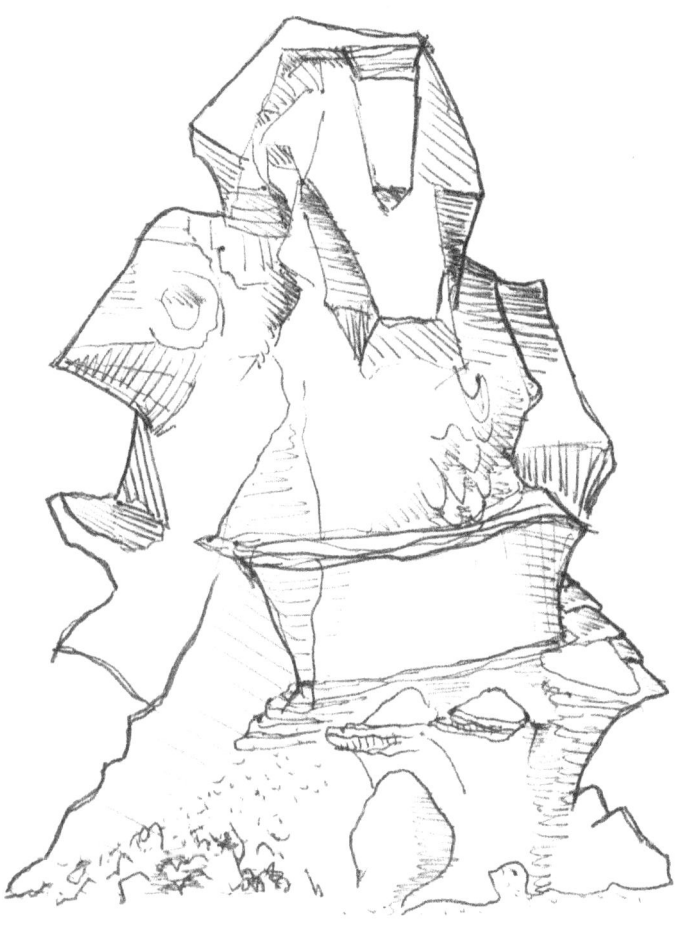

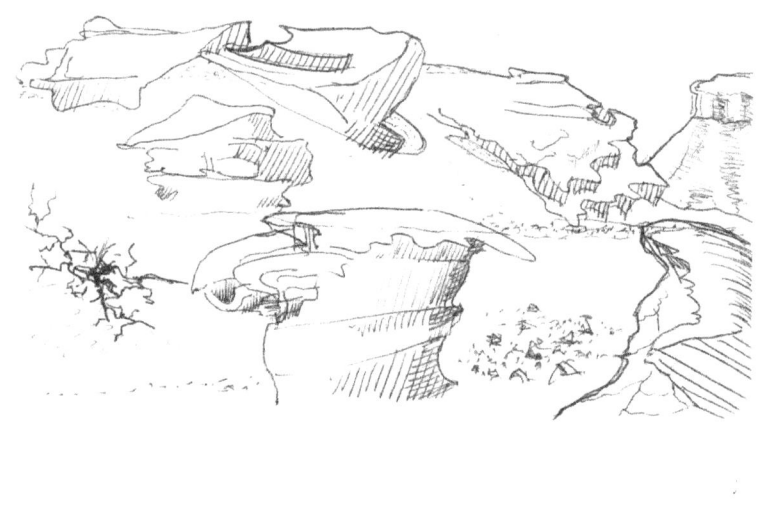

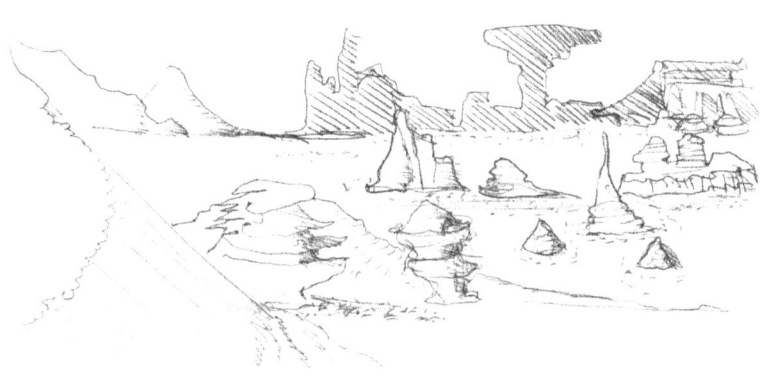

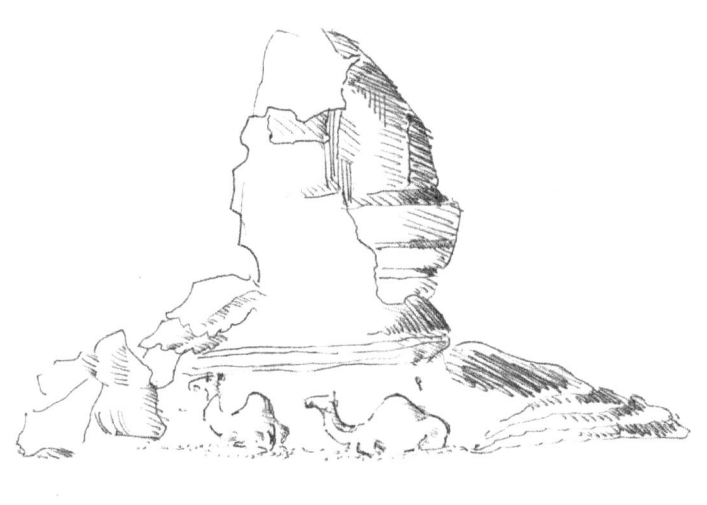

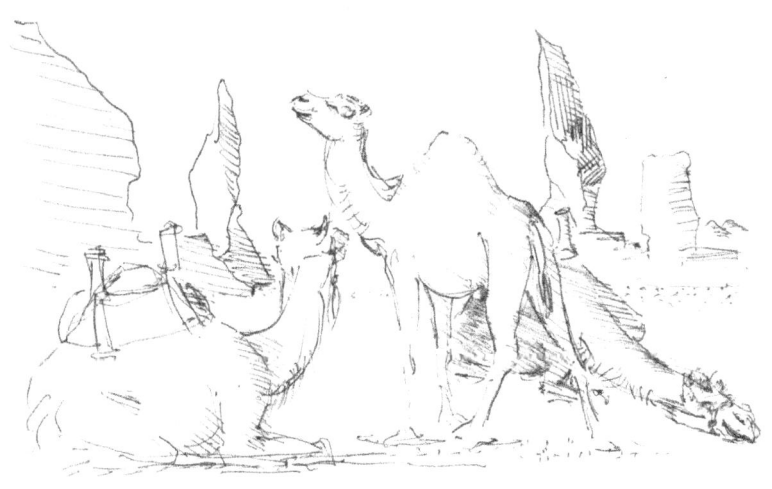

Am Felsen über unserem Lagerplatz in Al Pavanye nistet ein Falkenpaar. Es füttert die Jungen und zieht nervöse Kreise über unseren Schlafsäcken. An diesem Tag war nichts wie sonst bisher auf diesem Wüstenmarsch, und seit damals wurde es auch nie mehr wie zuvor.

Nur dein Platz in meinem Leben änderte sich nicht, wenn auch in immer neues, in wechselhaftes Licht gehüllt. Du erschienst als Illusion und als Wahrheit, als jener kraftraubende Pendelschlag des Bewusstseins, den man selbst in der Wüste noch lange klopfen hört – und er klingt hier wie das Pochen des Herzschlags – laut und unbedeckt durch den Lärm der Welt. Man spürt wie nirgends sonst, dass dieser Herzschlag Leben ist, und meint, es bedeute den Tod, wenn er aufhört zu sein.

Jeder innige Kuss ist die kurz beruhigende Antwort auf die bange Frage der Frau: „Wird er mich besser füttern, als einer der anderen es täte, oder der, den das Leben noch bringen wird – und wen werde ich dann wählen? Den, der es besser hätte können und zu spät kam, oder den, der es nur zu können schien, aber da war zur rechten Zeit?"

„Lass uns sehen, ob er singen kann", lautet eine ägyptische Redensart. Dahinter verbirgt sich die Blendung eines Kanarienvogels mit einem glühenden Draht, um aus Schmerz und Blindheit eine letzte Schönheit des Gesangs zu machen.

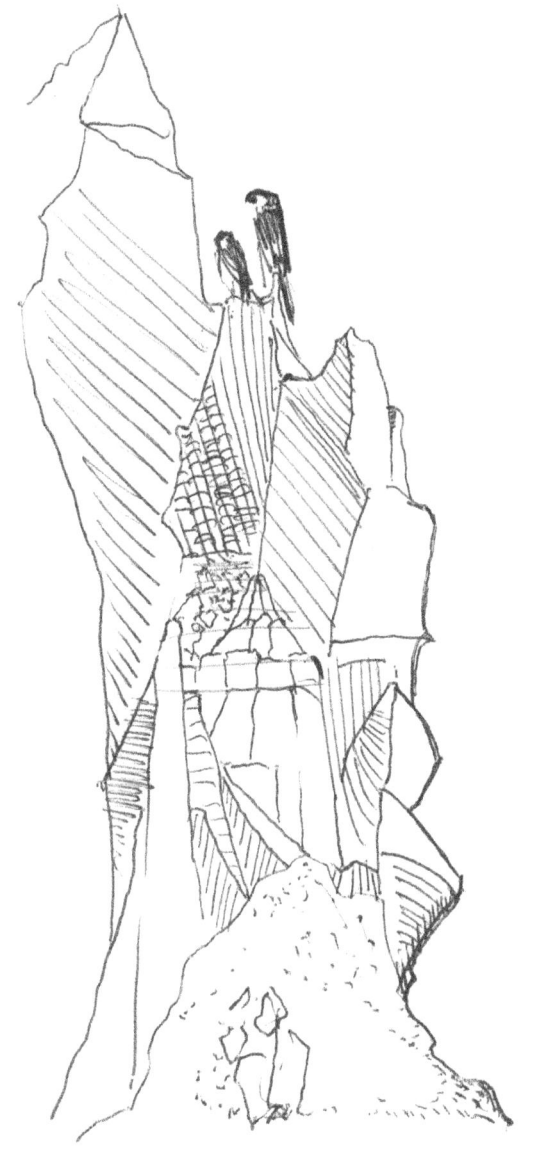

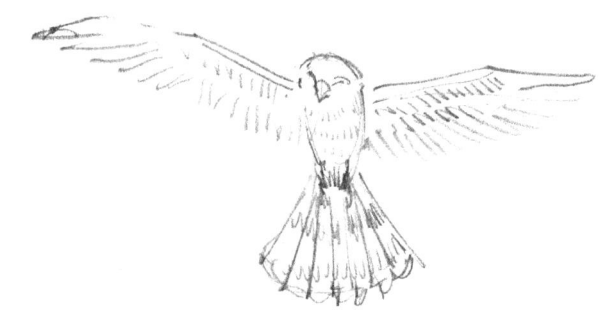
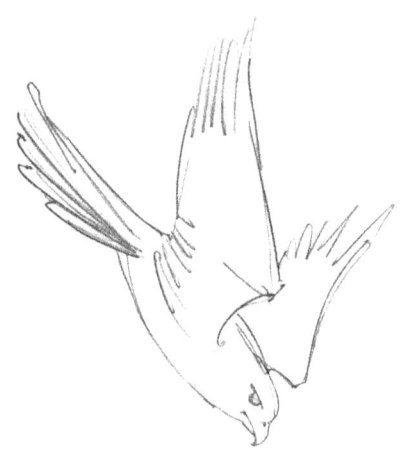
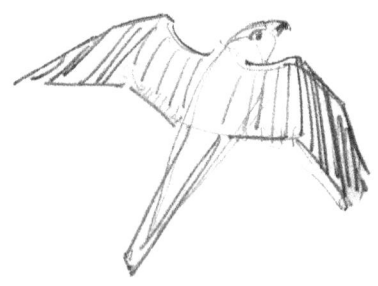

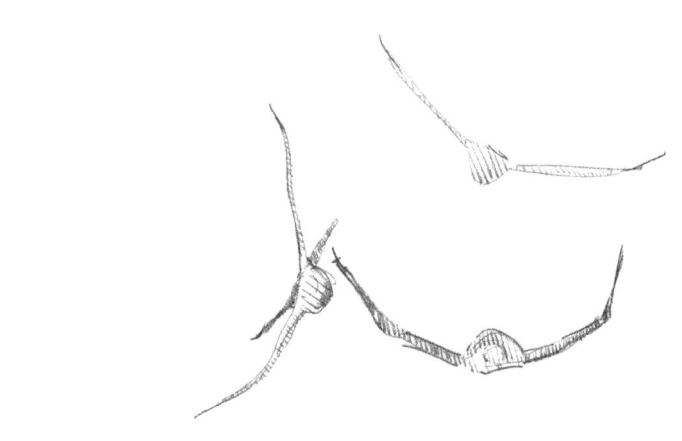
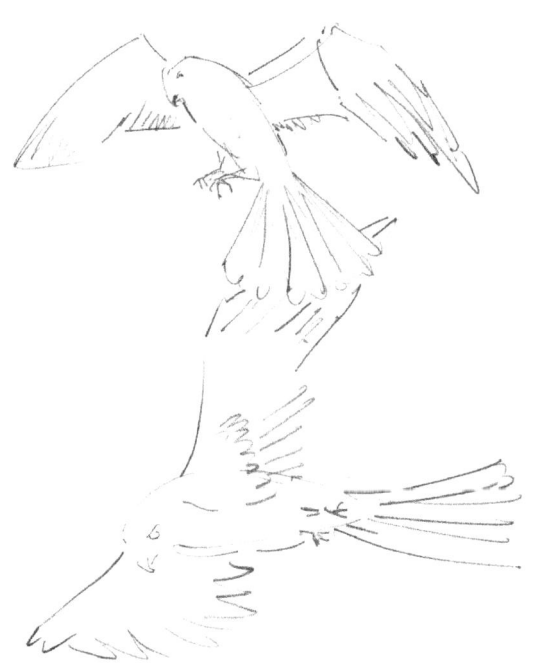

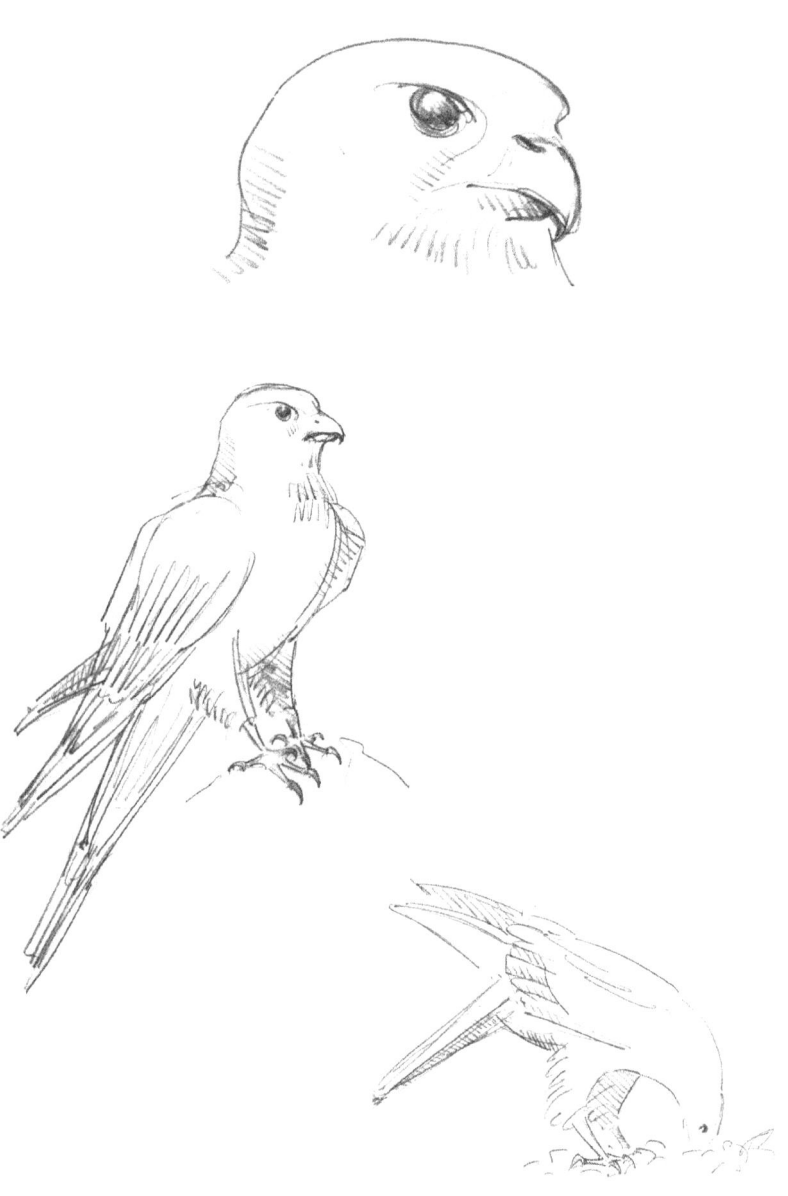

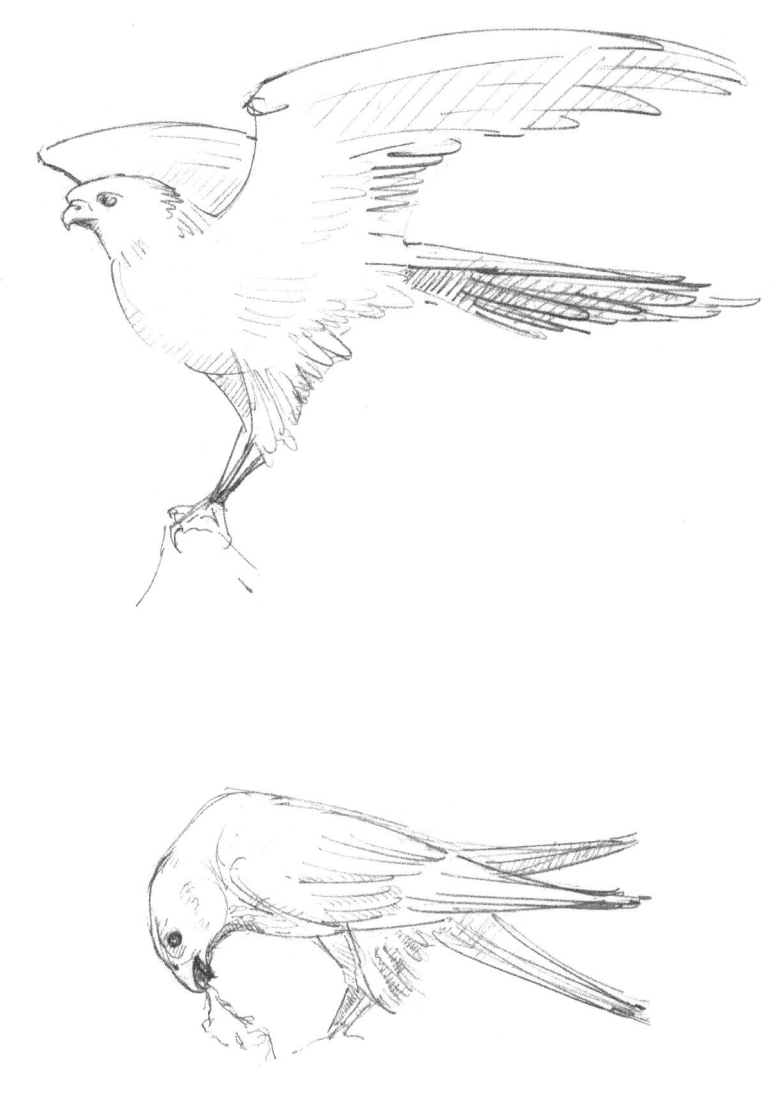

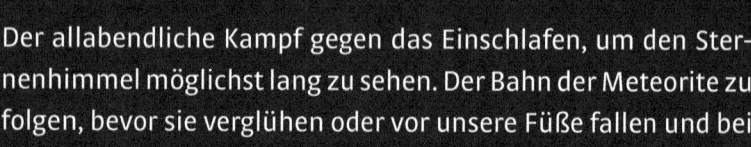

Der allabendliche Kampf gegen das Einschlafen, um den Sternenhimmel möglichst lang zu sehen. Der Bahn der Meteorite zu folgen, bevor sie verglühen oder vor unsere Füße fallen und bei uns bleiben. (2)

Man sagt, dass die Planeten mancher Sternbilder eine Unzahl von Lichtjahrtausenden auseinanderliegen, und viele sind bereits erloschen, während ihr Licht noch da ist Nacht für Nacht.

Liebe ist das wertbewusste Aufbewahren der Ideale des Geliebten – die Bereitschaft, diesen Idealen im eigenen Leben Raum und Licht zu geben, und die Hoffnung, Gleiches zu empfangen. Manche nennen das Übertragung und halten es für eine Krankheit, die ausgetrieben werden muss. Andere sagen, Liebe ist Liebe, und sie ist, was sie ist.

Selbst die schwärzeste Finsternis enthält noch eine positive Gelegenheit – sie heißt: Nachtorientierungsübung. Aber wo immer möglich, verlasse das Übungsgelände, und nimm die wirklichen Herausforderungen an. (2)

Nachdem mir ein Berber den Sternenhimmel erklärt hatte, schien es mir, als hätte ich ihn bisher noch nie gesehen.

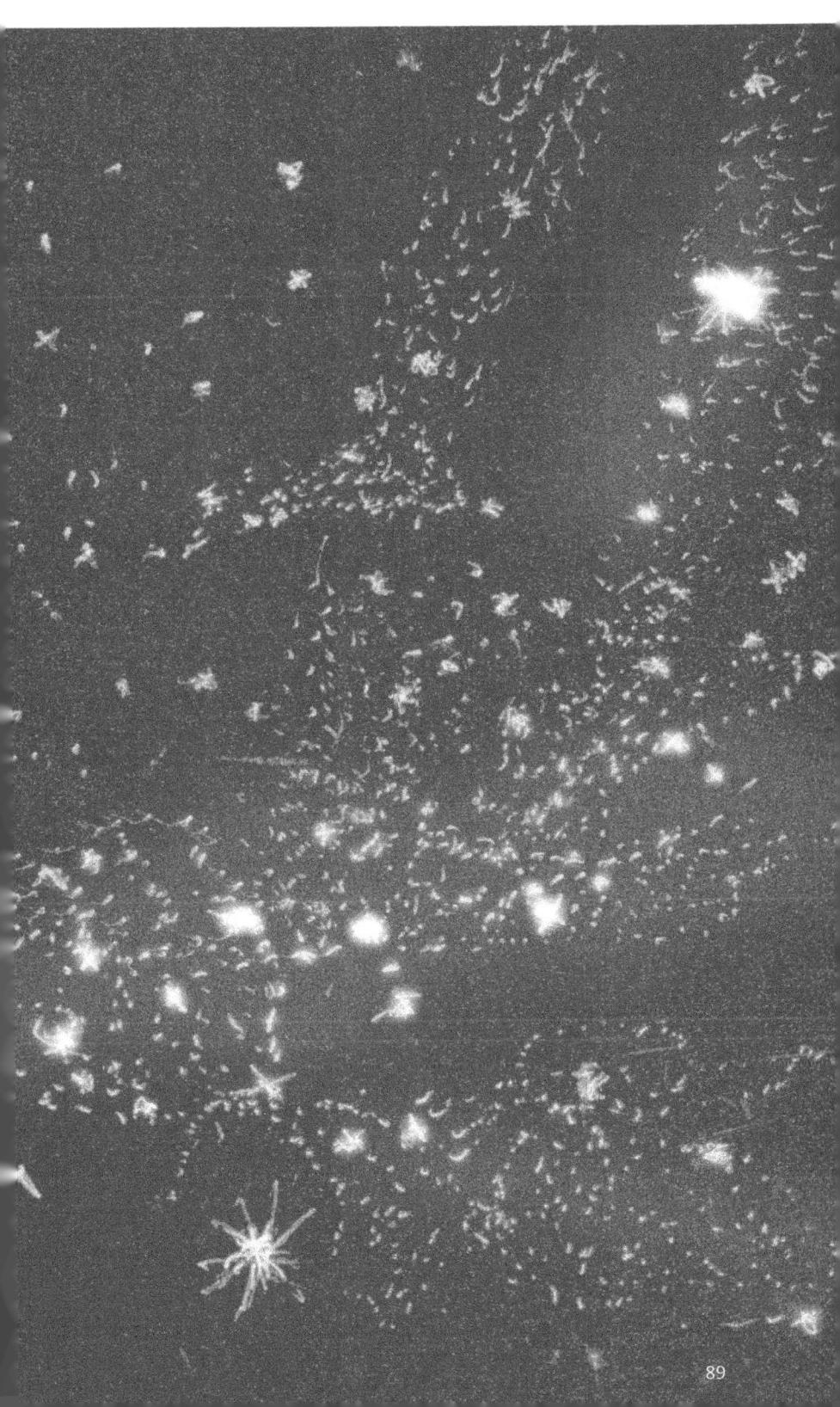

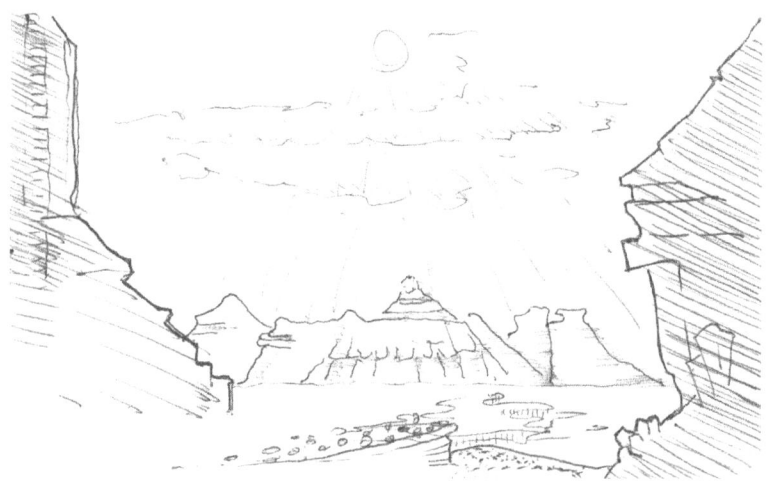

Sabâh al-chêr! Einen guten Morgen! *Sabâh al-nûr.* Einen schönen Morgen! Und für nächstens haben wir einen jasminigen, rosigen – und wenn der Magen mitmacht, auch noch einen sahnigen Morgen! Was für eine Gegend! *Al hamdullilah!**

Lass den Augenblick wachsen. Schenk ihm die Wärme der Liebe, die du bisher der Hoffnung gegeben und dem neuen Tag entzogen hast. Sie ist dadurch eine alternde Vettel geworden, tyrannisch und bösartig, und er ist in Kälte und Durst nie über sich selbst hinausgewachsen.

Ab wann ist es Zeit, der Hoffnung auf Wahrhaftigkeit die Nahrung zu entziehen? Wenn man einen langen Blick in die Kluft zwischen Reden und Tun gesenkt hat, über der so eine Hoffnung schwebt und unübersehbar wurde, dass diese Kluft tief ist und finster.

* Gott sei Dank!

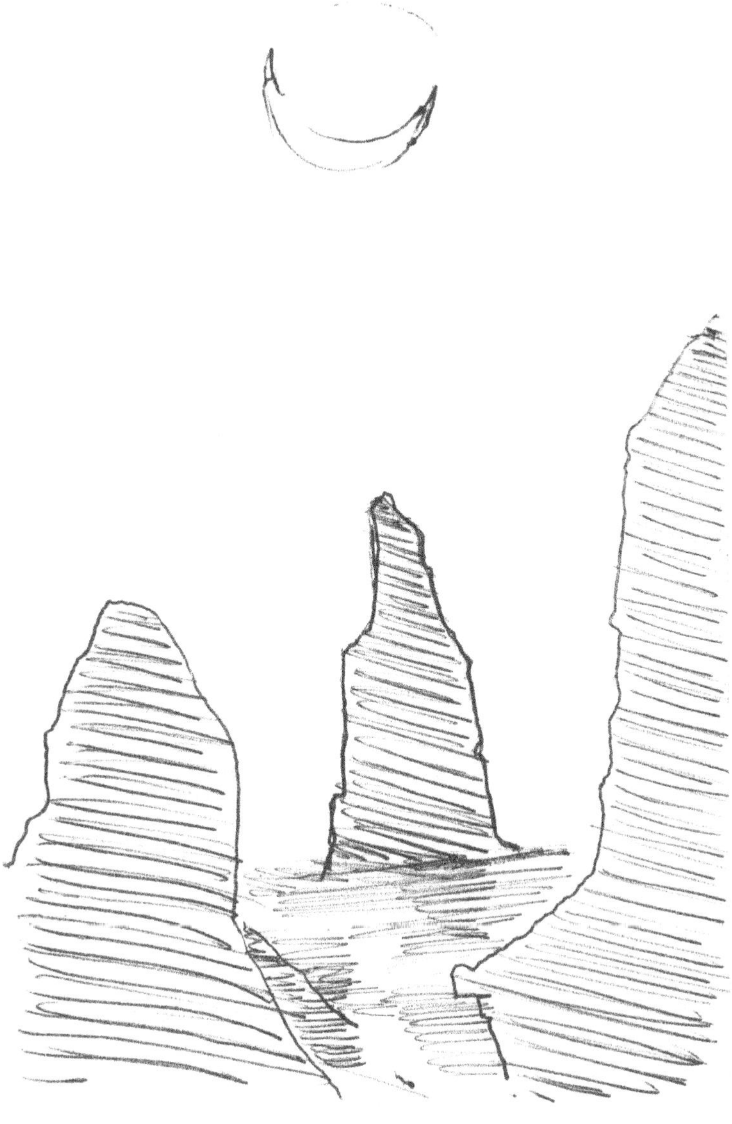

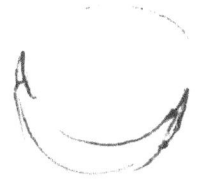

Gestern saßen die Beduinen beim Abendessen und plötzlich war da ein Wüstenfuchs, setzte sich daneben und blieb, nicht ganz selbstlos, bis sie mit dem Essen fertig waren.

Ein junges Kamel wird nachts in Decken gehüllt, weil Winter ist und die Nacht kalt.

Liebe erneuert sich jeden Tag durch ein Leben in ihrem Geist. Doch wo dieser Geist nicht mehr wirkt, verschwindet sie – oft unbemerkt – hinter der Illusion. Und die Illusion entkräftet das Leben.

Es ist eine der ersten Pflichten dem Leben gegenüber, die Illusion als solche zu entdecken und ihr keinen neuen Augenblick mehr zum Opfer zu bringen – doch wo das Wünschen aufhört, beginnt das Fürchten.

„Bist du noch da, oder ist das nur noch eine Illusion, aus der du längst fortgegangen bist? Fühlst du auch noch etwas von dem, was Licht und Duft in unser beider Leben gebracht hat, als hätte sich ein Fenster geöffnet an einem Sommermorgen, oder hält mich nur meine Erinnerung gefangen für den Rest meines Lebens, während du dort bist, wo ich nie sein werde?" Eine Frage, so alt und bang, wie die Qual endlos ist hinter ihr.

Erhalten wir keine Antwort mehr auf unser Fragen, kein Zeichen mehr für unser Hoffen, so ist die Liebe wohl gegangen und hat an ihrem Platz eine Illusion in unserem Denken und Fühlen hinterlassen. Einen Altar des Glaubens, vor dem an jedem Tag eine Kerze brennt – ein kleiner, banger Leuchtturm der Hoffnung auf die Wiederkehr des Verirrten. Doch das Leben ist nicht vor dem Altar, sondern draußen, vor der Tür.

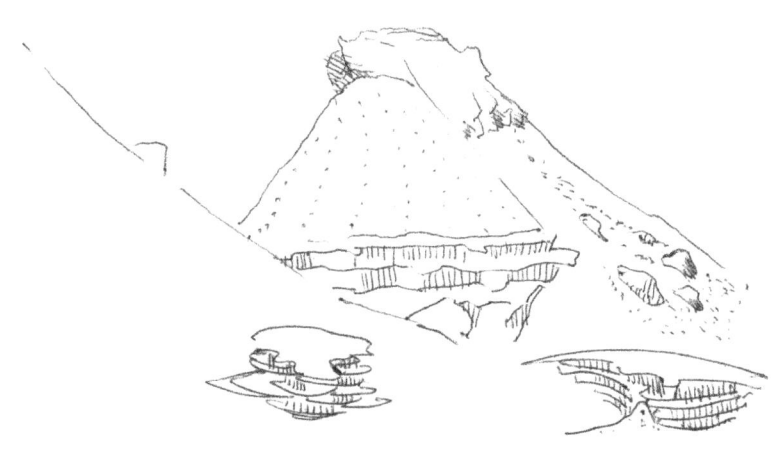
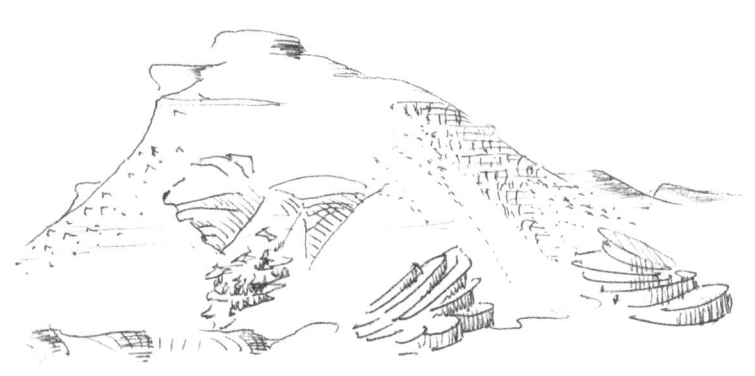

So selten das Vollkommene, so unbezwingbar die Sehnsucht darnach und so trügerisch die Illusion, die wir für das Vollkommene hielten, weil wir die Sehnsucht nicht mehr ertragen konnten.

Nicht eine Liebe ist unglücklich, sondern die Illusion, hinter der sich diese Liebe verloren hat. Sie lässt uns erfüllungslos hoffen und verständnislos leiden – so wie Tiere leiden und nicht wissen warum.

Wer nur sandiges Brot zu essen hat, der bleibt selbst im Hunger wachsam.

Man sollte den ersten Eindruck nicht vergessen und der Erinnerung misstrauen wie einem Feind.

Graphik bemüht sich um den Inhalt der Form. Die Farbe dagegen vor allem um die Erscheinungsvielfalt des Inhalts. Malerei macht das Kommen und Schwinden im Licht zu ihrem Gegenstand, Zeichnung reduziert auf das, was unbetroffen bleibt von Tages – und Jahreszeiten.

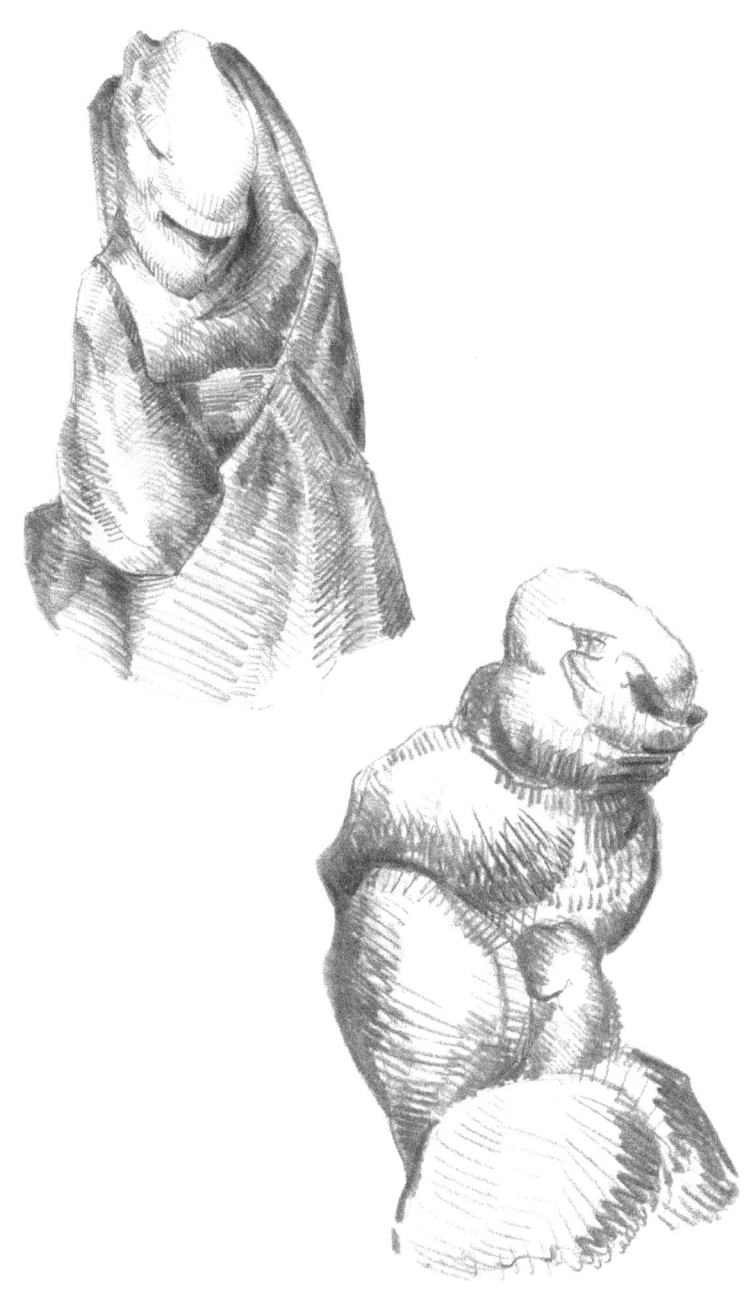

Einstiges Glück, zurückgerufen ins Leben, fühlt sich deshalb so unverzüglich schal und trostlos an, weil ein Bruch zwischen Idol und Wirklichkeit eingetreten ist.

Dann hat die Phantasie die Illusion wieder hergestellt – langsam, still und heimlich. Doch die neue Wirklichkeit hat uns die Bruchlinie im restaurierten Porzellan einer ehemals bezaubernden Statuette sofort wieder entdeckt.

Deshalb sind wir so bestürzt, denn wir meinten, das wieder zu erhalten, was unsere Erinnerung in der Phantasie geheilt und geglättet, mit duftendem Schmelz verzaubert hat – doch wenn wir es im Arm halten, tasten wir den hässlichen, unversöhnlichen Riss, der von oben bis unten die Einheit zerstückt, und im Augenblick der neuen Vereinigung denken wir in tiefer Traurigkeit: „Wie lange wird es dauern, bis ich gehen kann, ohne wiederkommen zu müssen?"

Würde man die Landschaft unseres Lebens aus einer Vogelperspektive sehen, sie hätte wahrscheinlich viel gemeinsam mit der Eiswüste des nördlichen Polarkreises. Jenes Treibeis mit seinen tiefen Spalten und Rinnen, auf die man zugeht im Vertrauen auf festen Grund und in die man einbricht, weil sie von Schlampeis und Schnee verdeckt waren. Oder an deren schroffen Rändern man endlos entlang wandert, im rechten Winkel zum angestrebten Ziel womöglich, in der Hoffnung auf einen trittfesten Übergang irgendwo.

Und am Ende der Kraft erreicht man ihn dann – und im Erreichen hört er auf zu sein, denn eine neue Rinne hat sich aufgetan.

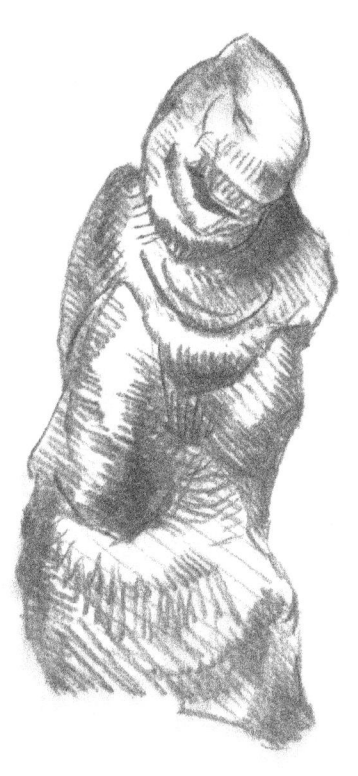
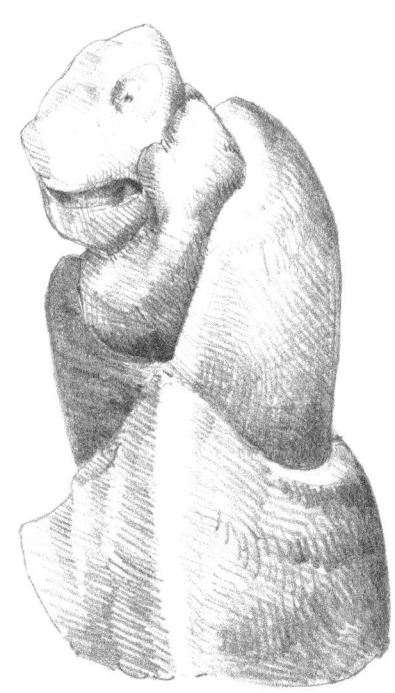

Sind wir eingeschworen auf einen glücklichen Moment im Gesicht oder auf die Harmonie in der Bewegung eines Menschen, die uns bezaubern für einen Augenblick, dann warten wir mit der Spannung und Geduld eines Jägers auf seine Wiederkehr. Und wenn er wiederkommt, der bezaubernde Moment, dann sind wir glücklich und vergessen den Rest. Vergessen die Stunden der Banalität, ja Hässlichkeit, ertragen manchen monströsen Charakter für die Sternschnuppe einer Illusion des Ideals. Und ist das Glück verloren, so erhält sich unsere Qual aus der Fortsetzung des Ideals in der Fälscherwerkstatt unserer Erinnerung. Aber dort, wohin man uns verließ, werden die Zwischenräume der Momente unserer Illusion zur lebenserfüllenden Größe – und heißen dann Alltag.

Wenn sich der Wüstensturm hebt, dann ist es, als wären unter der Sandoberfläche Dampfröhren, mit unzähligen Düsen, wo Strahlen von Dampf hinausgeblasen werden. Der Sand hüpft in kleinen ruckartigen Wirbeln. Zentimeter um Zentimeter hebt er sich, wenn der Wind an Stärke zunimmt. Es ist, als würde sich die ganze Oberfläche der Wüste heben durch eine unterirdische Kraft, die immer wilder nach oben stößt. Größere Steinchen schlagen gegen die Beine, der Sand kriecht den Körper empor. Er schlägt ins Gesicht und legt sich zwischen die Karawane und den Himmel. Alles was nicht in nächster Nähe ist, entschwindet der Sicht.

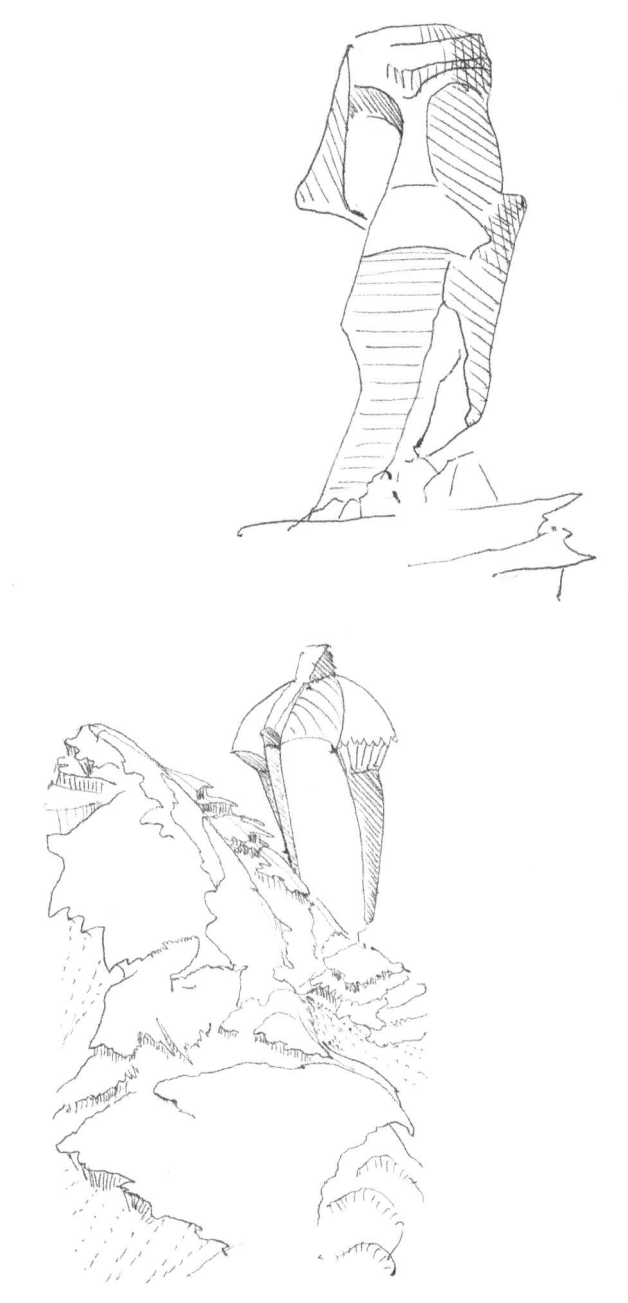

Die Warnsignale eines „unguten Gefühls" zu ignorieren bedeutet, einer Chimäre zur Geltung verhelfen, entgegen allem, was bisher richtig und wahr gewesen ist. Und am Ende stellen wir alles auf den Kopf, damit richtig bleibt, was von Anfang an falsch war.

Die Steine der Wüste sprechen zu uns, wenn wir sie aufheben, betrachten und mitnehmen. Doch wenn wir sie später, zu Hause aus dem sandigen Rucksack holen, schweigen sie oft, während unsere Finger sie ratlos von einer Seite zur anderen drehen.

Wer uns versteht, der verbindet uns stärker mit unseren Quellen und fördert unseren Fortschritt in der gewählten Richtung. Mancher Mensch entdeckt aber in uns etwas, das verschüttet war und das im Erwachen zu neuem Leben ganz neue Wege erkennbar macht. Er hat einen Teil von uns vor dem Ersticken bewahrt, vor dem langsamen Sterben in einer vergessenen Gefängniszelle oder vor dem Verschüttetwerden in einem Wüstensturm ohne Ende wie das Heer des Kambyses*.

Einem solchen Menschen bleiben wir lange verbunden, auch wenn er von all dem keine Ahnung hatte, geschweige etwas davon aus Liebe geschah.

Vier Uhr nachmittags eine Fatamorgana im Westen auf einer Sandfläche mit vereinzelten Palmen. Dauer: Etwa eine halbe Stunde.

---

* Kambyses: Perserkönig, herrschte in Ägypten von 525–522 vor Christus gemäß Herodots Bericht. Sein Heer war von Charga aufgebrochen, um die Oase des Jupiter Amon (das heutige Siwa) zu erobern. Ein Sandsturm habe diese Armee samt ihren Beuteschätzen in den Dünenfeldern südlich von Siwa begraben.

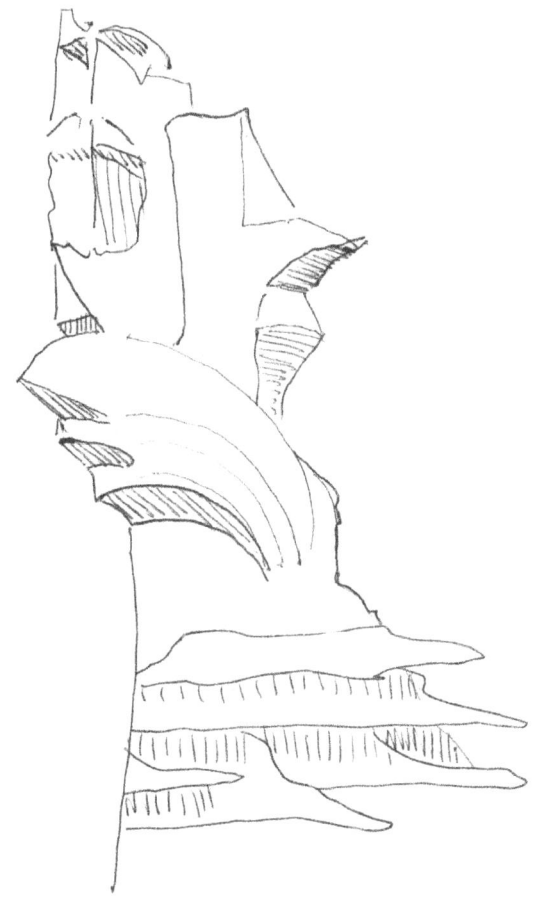

Die Beduinen kochen – einer schält Gurken, der andere spricht in einem fort. Es ist, als würde er Kindern ein Märchen erzählen, das keine Eile hat. Eine Melodie, der man sich nicht entziehen kann und seine Rede gleitet immer wieder hinüber in etwas zwischen Singen und Sagen.

Wie wenig wir brauchen, um satt und glücklich zu sein, sehen wir im Zustand neidloser Zufriedenheit und am Leben der Nomaden. Unsere Illusionen machen uns so oft glücklich und unglücklich. Sie fesseln unsere Vorstellungen vom Glücklichsein an die äußere Bedingung und ihre vage Gunst, die unsere Kraft unterminiert. Man ist nicht primär abhängig von der Beiwirkung anderer zum eigenen Glück – man lässt sie zunächst oft genug nur zu, um die schöne Geste freundlich zu bedanken, schließlich gewöhnen wir uns daran und zuletzt leiden wir, wenn sie uns entzogen wird. Dabei sind wir ursprünglich ohne all das zufrieden gewesen, und jetzt meinen wir uns lebensunfähig in der Ermangelung des Liebgewonnenen, während unsere Lebensumstände in jeder Hinsicht die gleichen geblieben sind. Anschauungsunterricht, was die Vorstellung über uns vermag.

Halten wir die Stunden der Tage, aus denen unser Leben sich zusammenfügt, frei von den tausend Einschaltungen des Neides – Entstanden aus der falschen Vorstellung vom fremden Glück. All das sind nur Auswüchse der Illusion, das Glück würde von außen zu uns kommen.

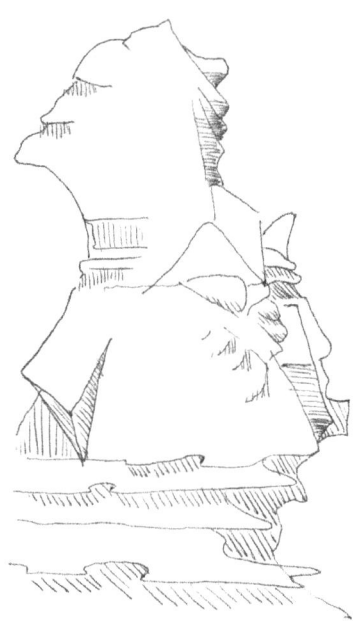

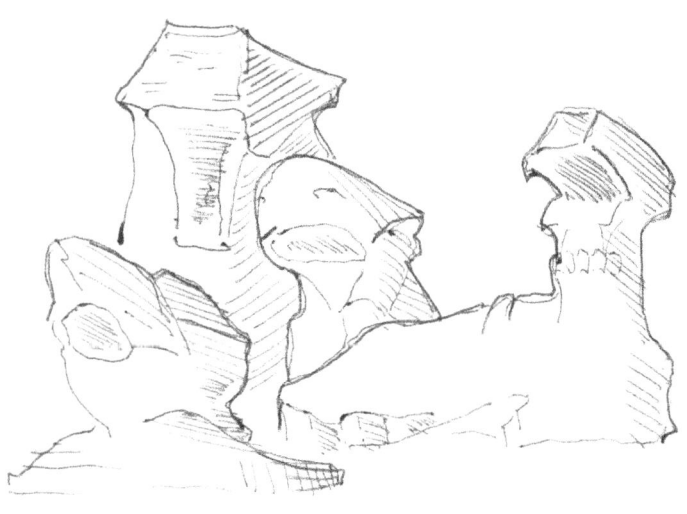

Unter den Wanderdünen des Vergessens liegt alles, was uns unverzüglich töten würde, könnte es mit einem Schlag erwachen, aufstehen und mit ganzer Wucht über uns kommen. Wie ein Sandsturm, der das Licht vom Himmel nimmt und die Luft zum Atmen. (2)

Es ist zuweilen aussichtslos, die Gründe des Herzens mit den Argumenten des Verstandes außer Kraft setzen zu wollen. Nur die Zeit kann das, indem sie unseren Sinnen die Erinnerung an die Empfindung nimmt und wenn die Phantasie in der letzten Erschöpfung der tausendsten Wiederholung leiser wird und im Sterben verstummt.

Liebe lässt alles zu, das Wilde, das Maßlose, selbst Gewalt und Gewährenlassen, indem sie um all das einen weiten, licht- und luftdurchfluteten Raum der letzten Geborgenheit und des ganzen Vertrauens erschafft, erfüllt und erhält. In dieser Weite darf alles sein größtes Maß erreichen – bis über alle Maßen.

Um wie viel mehr der Lärm in unserem Leben nimmt, als er gibt, das weiß man nach einem Marsch durch die Wüste. (2)

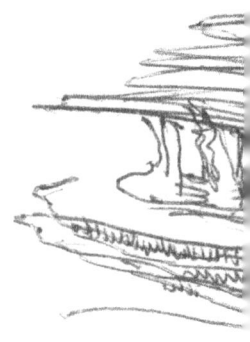

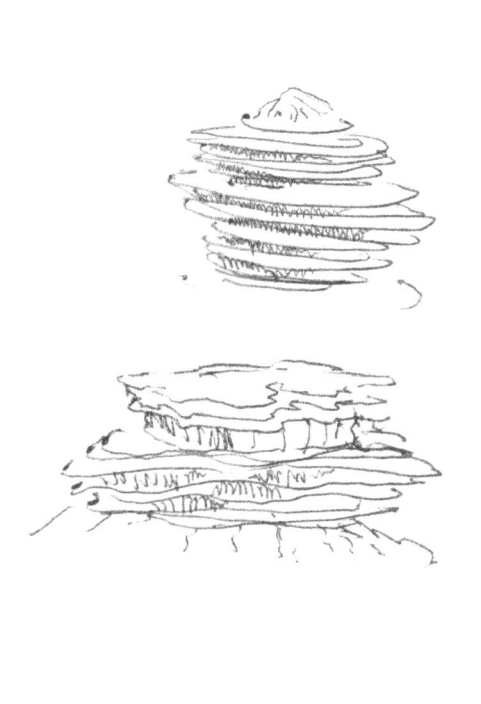
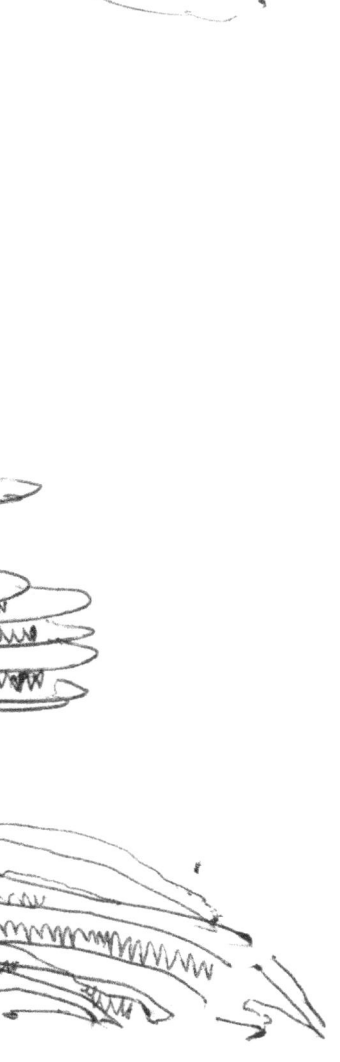

Höhe vom gegenwärtigen Meeresspiegel 12–36 m. Weiter südwärts. Tagelang Fratzen, Chimären, Dämonen in den Kalkerosionen ringsum und in den versteinerten Korallen vor den Füßen im Sand – jetzt Wanderdünen und Tafelberge, Ruhe und Frieden. Es war wie ein Marsch durch die eigene Unterwelt, in manchen Augenblicken ein Nord-Ort der Empfindung, kalt, beklemmend und mitten im Süden.

Westlich von El Gona: Der „Spuk der Weißen Wüste", wie die Beduinen sagen, ist vorbei – keine Bilder mehr, sondern Stille.

Südostwärts quert man die Militärstraße nach Siwa an der libyschen Grenze. In diesem Niemandsland sind Sprache und Kultur eigene Wege gegangen.

Die Jungfrauen tragen Sonnenscheiben um den Hals an einem Silberring. Heiraten sie, so wird die Sonnenscheibe in einen heiligen Jungfrauenbrunnen geworfen und der Silberring geschlossen.

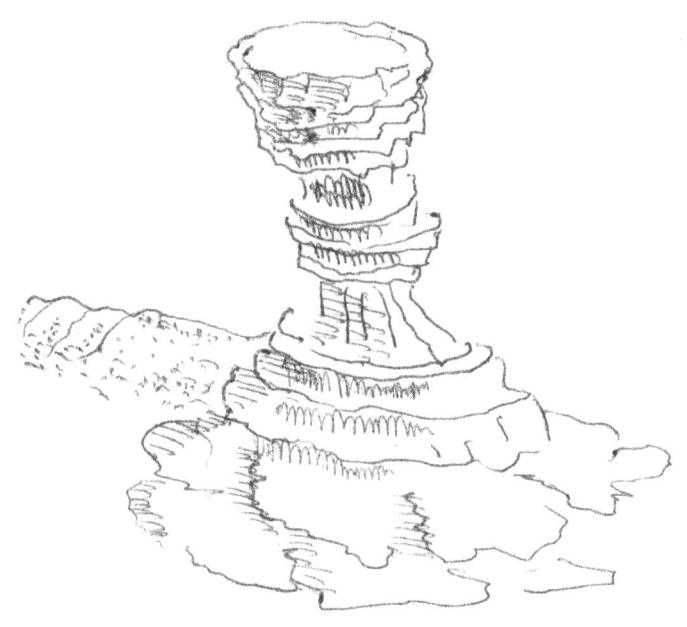

Nach Einbruch der Finsternis kam heute wieder der Wüstenfuchs. Ein großer Freund von Erdnüssen und Tomaten. Er war durstig und wagte sich fast in Berührungsnähe. Sonst sucht er Kondenswasser auf den Felsplatten, wo es sich bis zum Morgen bildet und trinkt das Blut seiner Opfer.
Am nächsten Tag folgte ich einige Zeit seiner Spur. Sie war überkreuzt von der eines kleinen Vogels. Ein gerader Weg und einer mit vielen Wendungen. Ein kurzer und ein um ein Vielfaches längerer Weg.

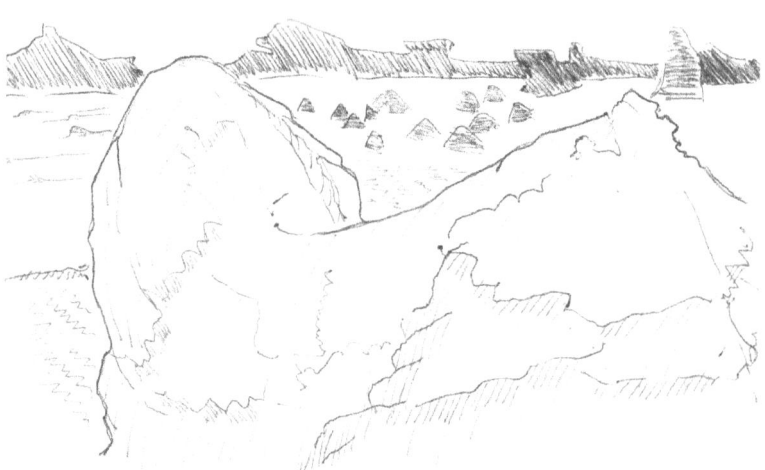

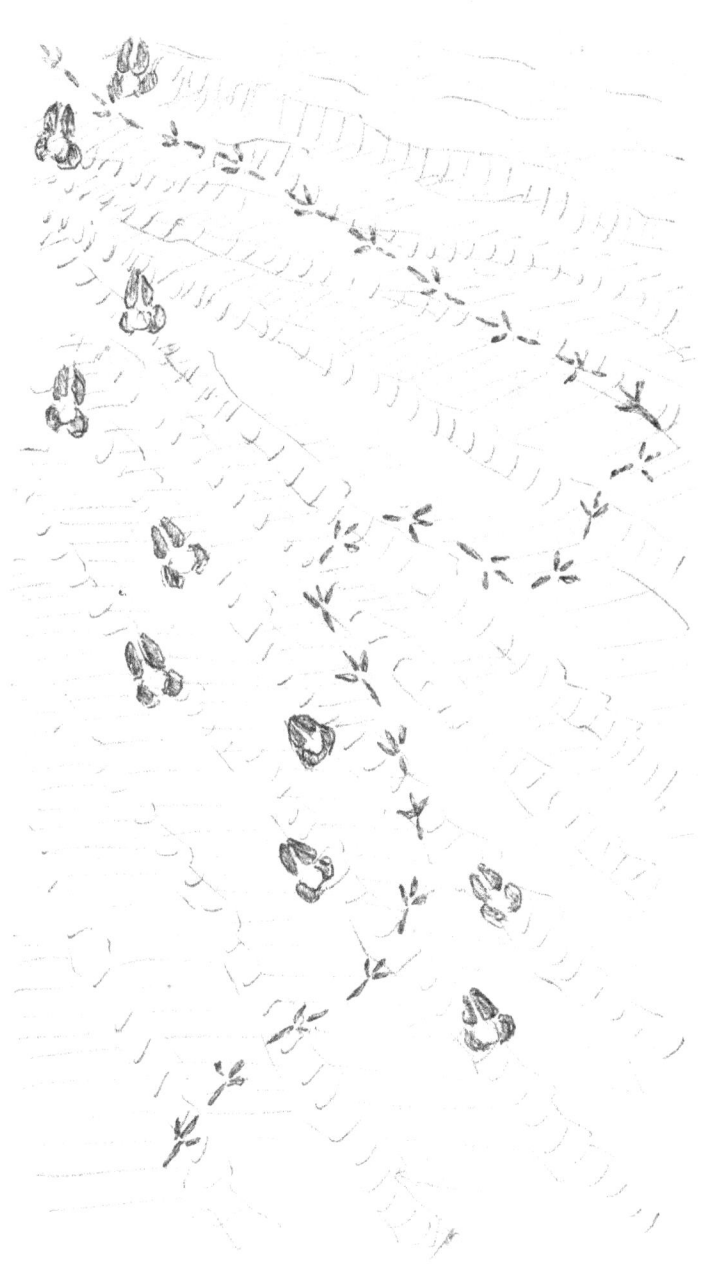

Sicher habe ich eine Weinverkostung nirgends bisher so genossen wie hier am Feuer in der Wüstennacht. Ein tiefes, wildes Rot in dicke Gläser gegossen aus Plastikflaschen mit Zahlenaufschrift nach Inhalt, gekühlt mit nassen Tüchern auf einem Felsen – inmitten von Weihrauchwolken, die überall sonst eine barbarische Kollision der Sinne bedeutet hätten, nur nicht hier – zu Beduinenliedern mit Oud* und Trommel. Und nirgendwo anders schmeckt eine Havanna so. *Masa'al nûr!**

Erweise jeder Stunde deines Lebens dadurch Respekt, dass du sie zum Besten in der augenblicklichen Lage machst – unabhängig vom Zutun anderer. Du würdest von einem Pferd oder Hund nicht verlangen, dass sie dich ganz nah begreifen. Aber du findest jedes dieser Tiere schön und freust dich über Zeichen ihrer Zuneigung.

Oftmals ist es mit den Menschen ebenso, denn mit unvorhersehbaren Ausnahmen sind sie dir vielleicht ähnlich fern.

Die Natur wiederholt sich in eindrucksvoller Geduld, um unter allen Fehlschlägen unvermutet das Vollkommene entstehen zu lassen. Aber ob wir ihm in unserem Leben begegnen, ist ungewiss. (2)

Die Oasenstadt Bahariya bei Tagesanbruch. Letzte Möglichkeit, einen Skarabäus aus dem Rucksack in seine Welt zu entlassen. Und sonst: Tschechische Motorräder, japanische Geländewagen, alles von vor dreißig Jahren. Häuser aus Ziegeln und rohem Stein, halb fertig, und das wahrscheinlich gleichfalls seit dreißig Jahren. Und am Straßenrand das Spülwasser von gestern.

---

* Oud: Orientalisches Lauteninstrument
** Abend des Lichts

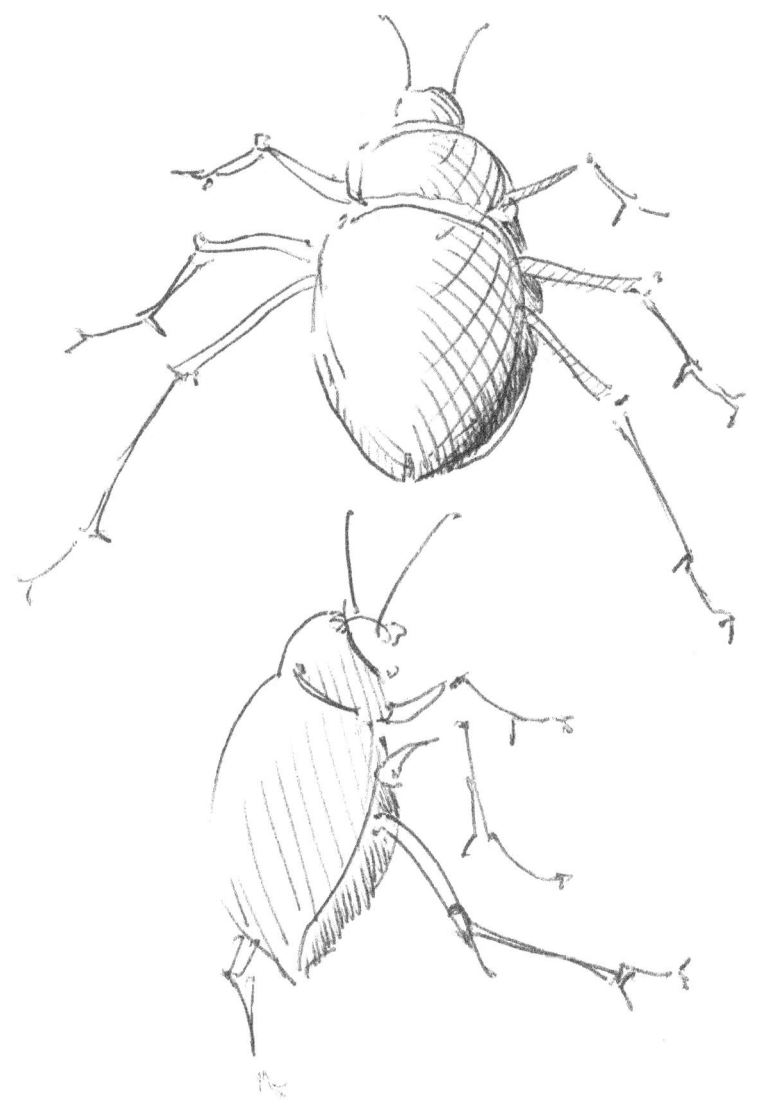

Liebe bleibt, was sie war, wenn sie ist, was sie scheint: Vieles, was man in die Wüste trägt, lässt man dort – und wenn man zurückkommt, ist es nicht mehr da, oder es hat seinen Klang, seinen Duft verloren bis zur Unkenntlichkeit. Manches ist aber neu, überraschend und beglückend – und anderes ist geblieben, was es war, und wird jetzt ein Kristallisationspunkt des Neuen, eine Mitte für ein anderes Ganzes.

Jede Wüste ist anders, aber in jeder habe ich dich gesehen. Du warst vor meinen Füßen, am Horizont, und in sternenklarer Nacht warst du vis-a-vis vom Mars. Mit der Liebe zu dir kam die Liebe zur Wüste, und eine wuchs an der anderen empor.
Du hast mich auf eine lange Reise geschickt – ohne Wollen und Sagen. Doch weil die Erde wirklich rund ist, habe ich mein Ziel erreicht.

Ich hatte Dich verloren – so rettungslos, wie wenn ein Diamant in einen nachtfinsteren Ozean fällt und versinkt – in seiner tiefsten Mitte. Dann habe ich Wüsten durchquert und dich wiedergefunden. Die Zeit dazwischen schien eine Ewigkeit, und immerhin war sie ein Erdzeitalter. Wenn auch ein Ozean hie und da zur Wüste wird, ein Diamant bleibt ein Diamant (2).

Abendflug von Kairo nach Rom – wir verfolgen die sinkende Sonne mit 800 km/h, um sie zu halten, solange es geht, und um schließlich zu sehen, wie das letzte Rot hinter uns bleibt und im Schwarzblau der Nacht verschluckt wird.

Neubeginn

Niger

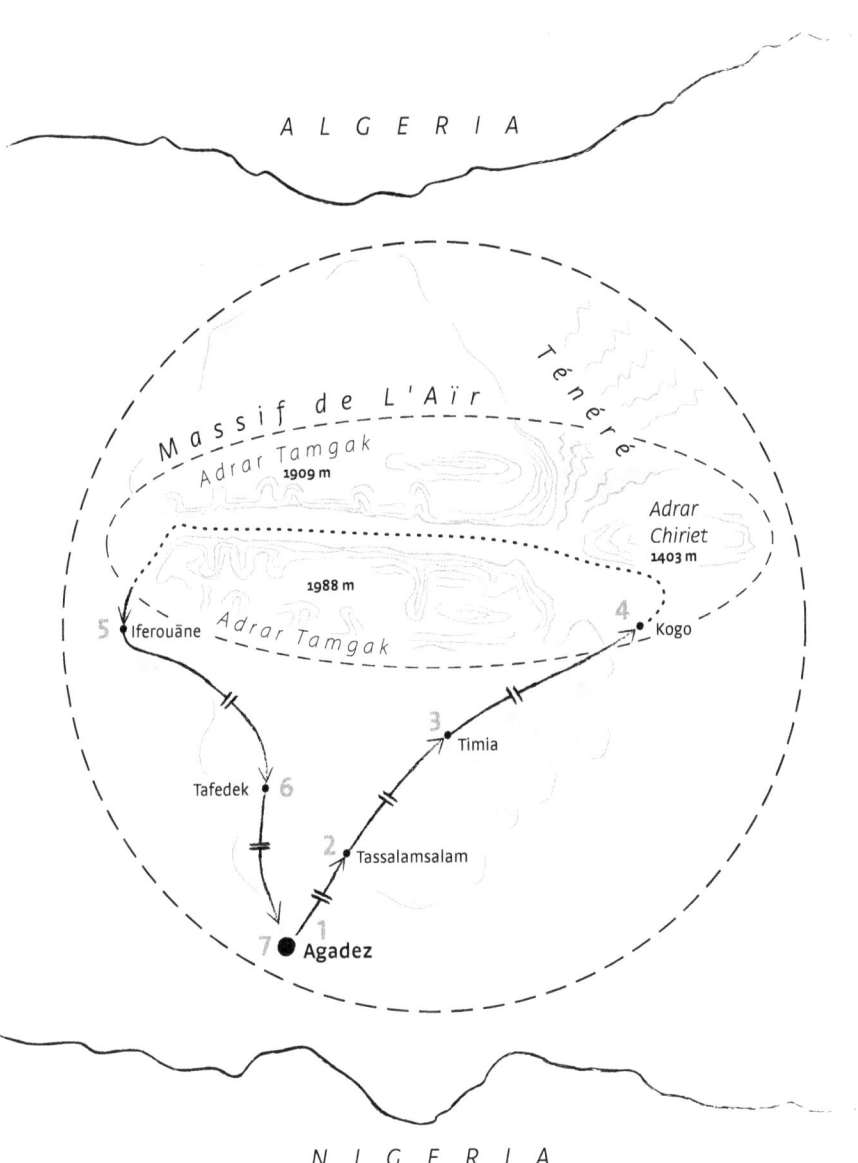

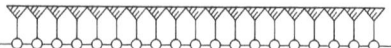

Wenn die Erinnerung den Schmerz eines Verlustes unerträglich werden lässt, dann sollte man etwas suchen, das außerhalb der Relationen des Bisherigen liegt. Etwas, das größer ist, höher, tiefer und wilder. So erhält die Erinnerung kein vertrautes Stichwort mehr, und die Sehnsucht hört auf, unerträglich zu sein. Dennoch versuche ich oft, Details des Unvergleichlichen in den Rahmen des Bekannten zu ziehen – ein Menschenfluch oder eine Elementarstrategie, um Neues zu begreifen? Wir ziehen dieses Neue herüber ins Vertraute, bis es uns irgendwann ruckartig und endgültig hinüberzieht und Geborgenheit im Neuen gibt. Blicken wir von dort zurück, so verwundern uns die Grenzen des Bisherigen, und die Schiksalsbefohlenheit, mit der wir sie zur Kenntnis genommen haben.

Nach einem Tag und einer Nacht in Flugzeugen heute früh Agadez. Eine Landepiste mit Hangar und Wartehalle, und am Rand der Rollbahn ein einsamer Doppeldecker.

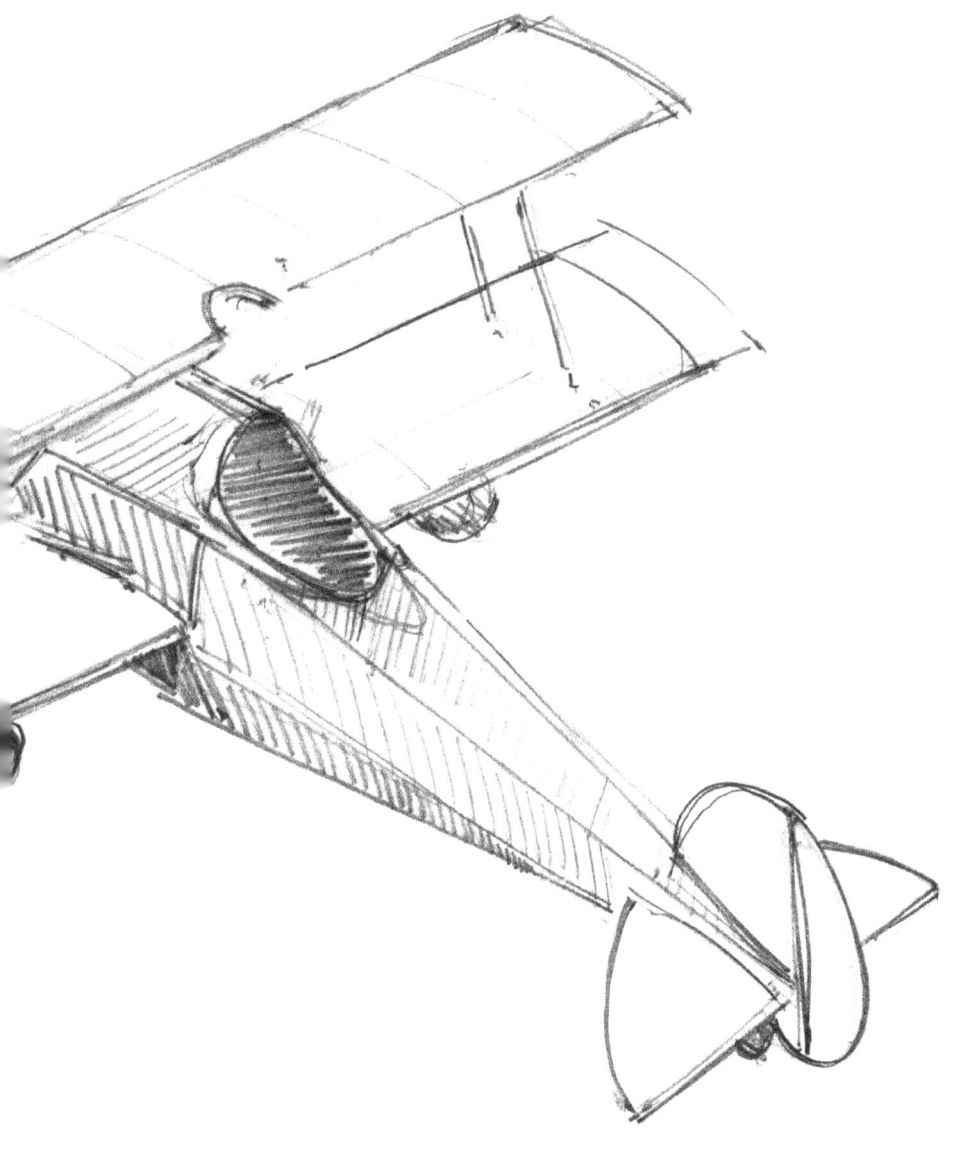

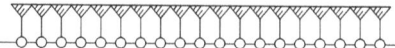

Noch nie so viele Fliegen an einem einzigen Weihnachtsmorgen. Mit dem Geländewagen nach Norden ins Aïr-Gebirge.

Während der Rast am Rand des Lagers ein kleiner Bub mit staubigem Haar. Er hält sich die Augen zu, damit keiner ihn sieht.

Weiter nordostwärts, Oase Dabaga. Alte *Landrover 88* ohne Nummernschilder und ohne Reifenprofil, aber mit rammelvollen Dachträgern.

Am Weg ein Grab – kein Name, nur ein paar Steine, die anders liegen als der Rest – genug für jene, die die Erinnerung bewahren.

Salzkarawanen von Bilma kommen durch. Ein etwa 12jähriger hält sich an den Fixierungsleinen der Salzladung an der Seite eines Kamels – aber er geht, wenn er auch hinkt, und reitet nicht, wahrscheinlich 16 Stunden am Tag.

Wenn die Kamele nicht mehr aufstehen können, dann füllt man ihre Nüstern mit Wasser – in der Panik überwindet sich die Erschöpfung und es geht weiter.

Drei Salzbrote aus Bilma sind zwei Ziegen oder hundert Kilo Hirse wert, fünfzehn Salzbrote ein Kamel.

Hier ist wache Aufmerksamkeit gegenüber jeder Regung der Natur – nicht im Geist der Widersetzung, sondern einer Verinnerlichung ihrer Ordnung.

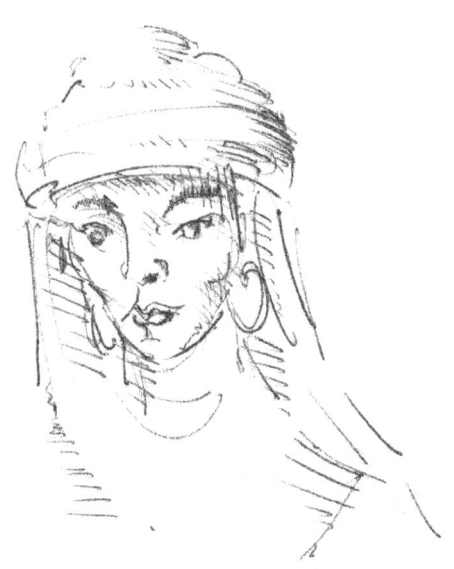
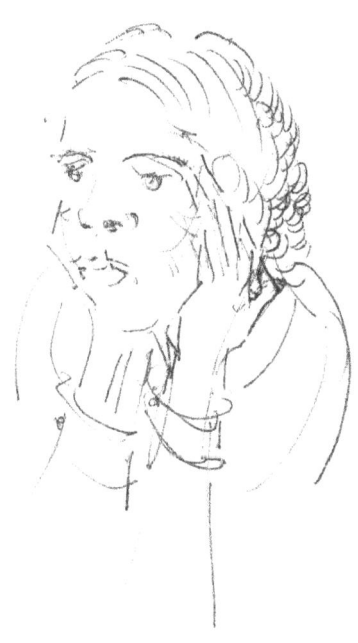

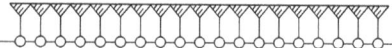

Die Reihenfolge des Erwachens am Rand einer Oasenstadt: Zuerst die Hähne, dann die Mulis, dann der Muezzin – und dass man selber aufstehen sollte, weiß man, wenn um den Schlafsack sich ein Rudel Kinder versammelt hat.

Berge, bedeckt mit Geröll aus Lavagestein – in diesem Teil des Aïr-Gebirges porös wie Riesenschwämme.

Hier hat alles seine denkbar letzte Größe, und man meint selber ein wenig zu wachsen. Alles Zögerliche und die Bereitschaft zur Klage hören auf.

Wieder das musikalische Plaudern der Beduinen, während sie die Abendmahlzeit zubereiten. Es ist wie ein Lagerfeuer neben dem Lagerfeuer. Einfach, warm und schön.

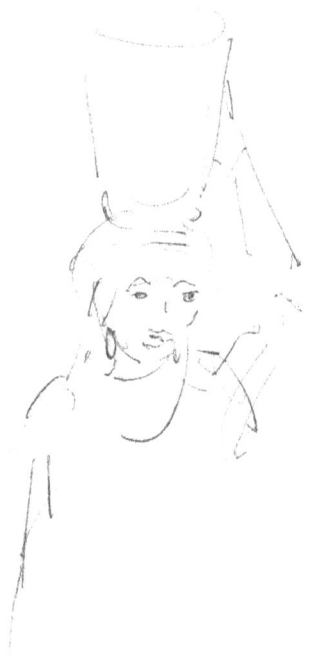
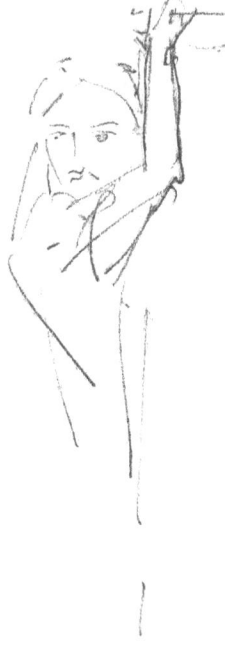

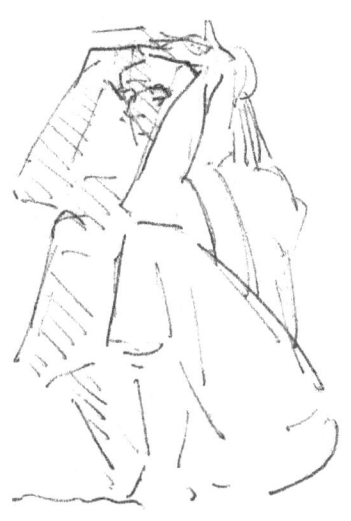

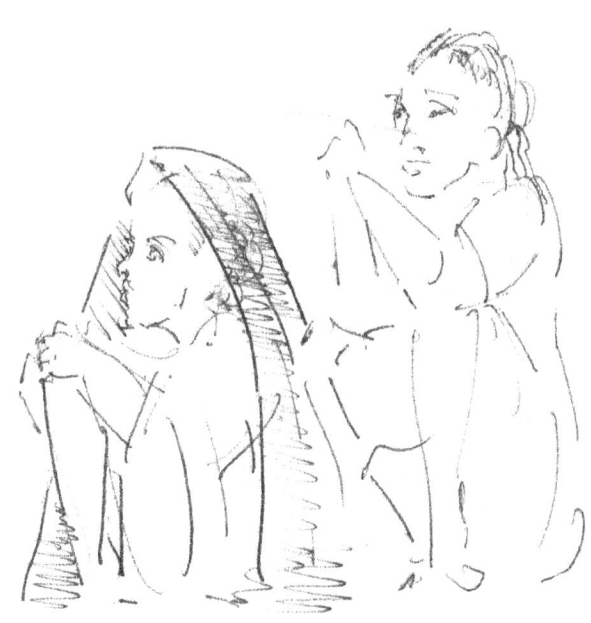

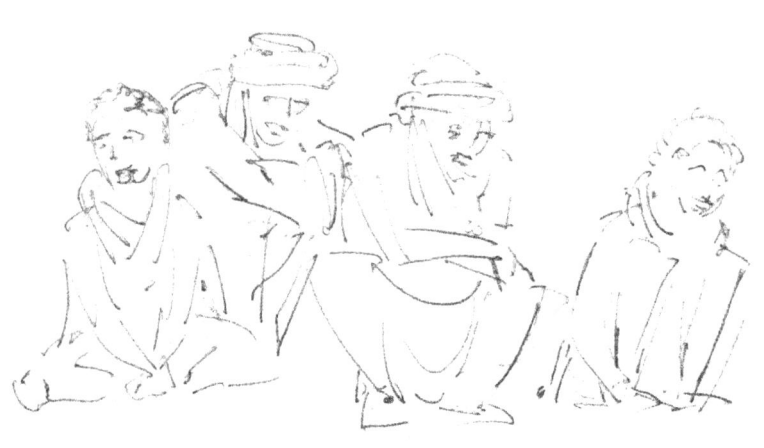

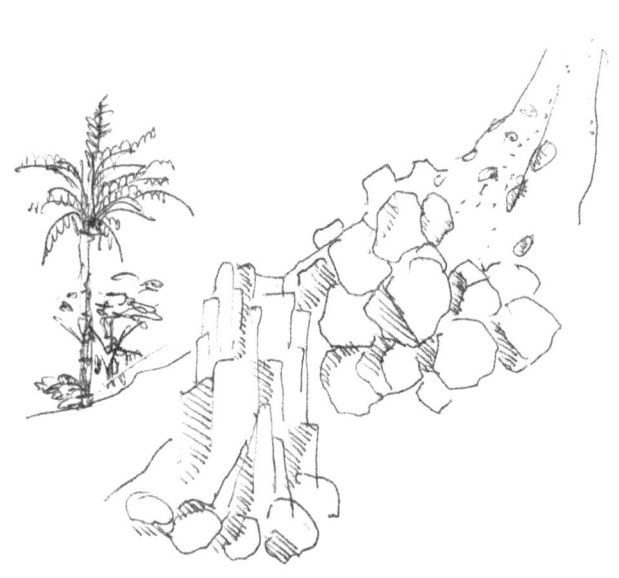

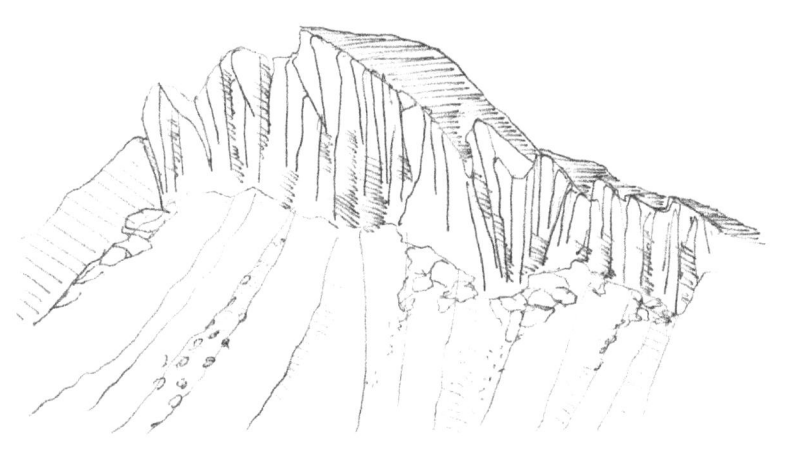

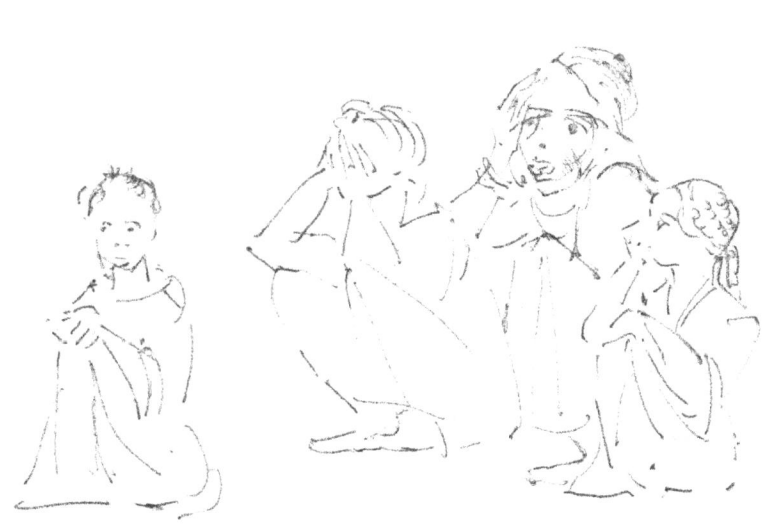

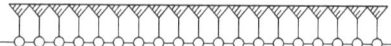

Es gibt die innere Gewißheit, den Ort gefunden zu haben, der die wortlos stimmige äußere Entsprechung des eigenen Fühlens ist – dort hört das Bedürfnis nach Gemeinschaft auf, stark und drängend zu sein, ja selbst die Sehnsucht nach Liebe. Dieses Empfinden habe ich hier zwischen Magmakesseln und Vulkanstümpfen. Es ist ein konzentriertes Glück ohne jenen Jubel, der zuletzt immer verstummt in Betretenheit.

In der Wüste kommt die Anmut aus dem Herzen, bei uns kommt sie mehrheitlich aus dem Spiegel. Und die Anmut von Händen und Armen scheint hier überhaupt entstanden zu sein. Sie stammt aus der Not, die Augen zu beschatten und dem Kopf eine Stütze zu geben, aus den vielen kleinen Handgriffen, die nie wie Arbeit aussehen, und aus der stillen Verbundenheit der Frau mit ihren Kindern.

Federbruch an der Hinterachse auf dem Weg durchs Aïr-Gebirge mit Ziel Timia.

Beim Zeichnen kann man entweder dem Umriss des Gegenstandes folgen oder jener Linie, welche die Freiflächen dazwischen begrenzt. Folgt man der ersten, so zeigt sich, was man über seinen Gegenstand weiß. Sucht man hingegen die Linie am Rand der Negativflächen, die zwischen ihm und anderem liegen, so zeichnet man nicht was man weiß, sondern was man sieht. Die eine Linie der Betrachtung deckt sich nicht mit der anderen, und zwischen beiden liegt das Wollen.

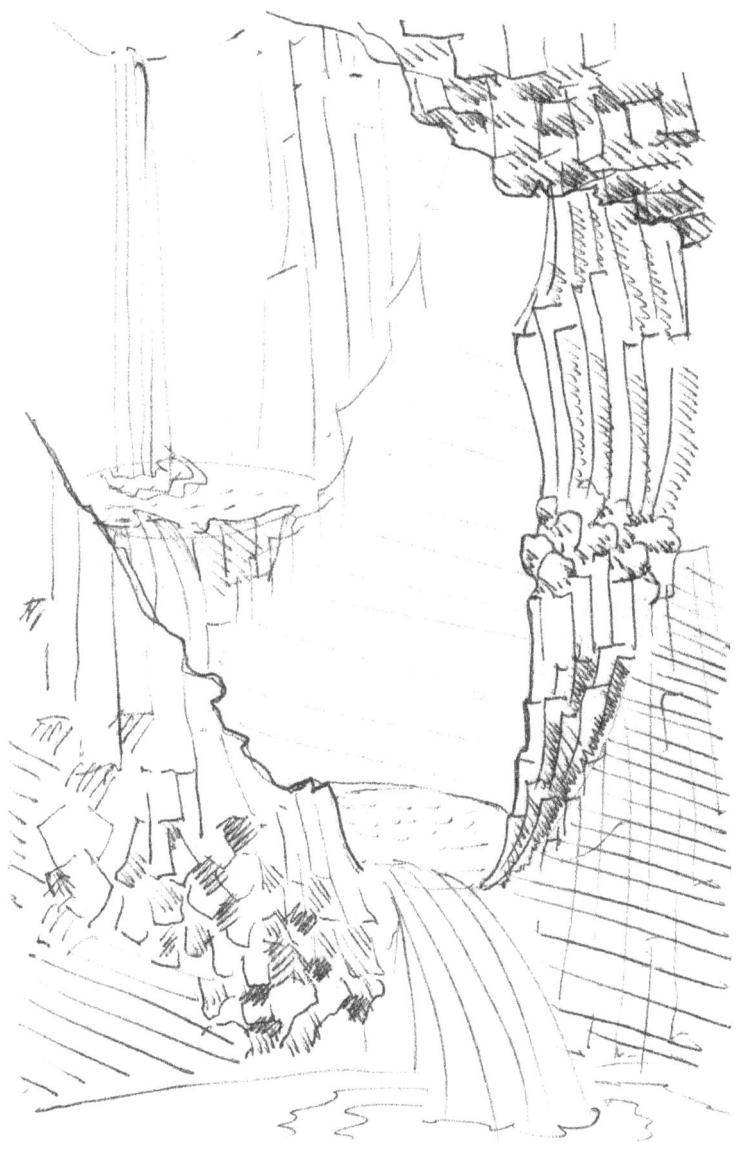

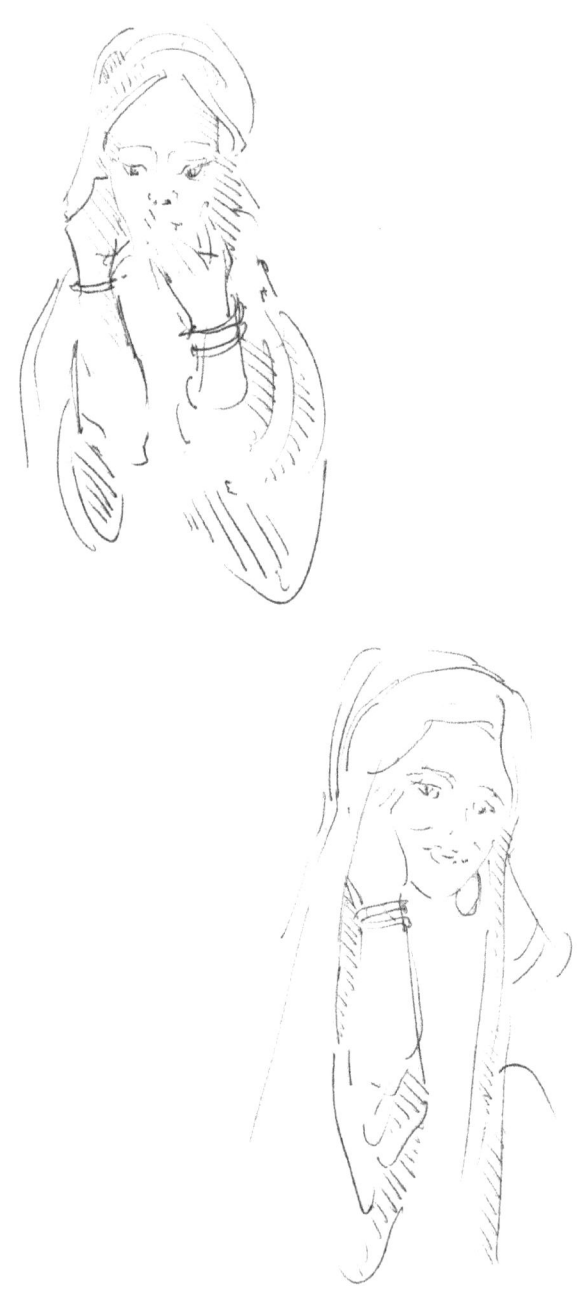

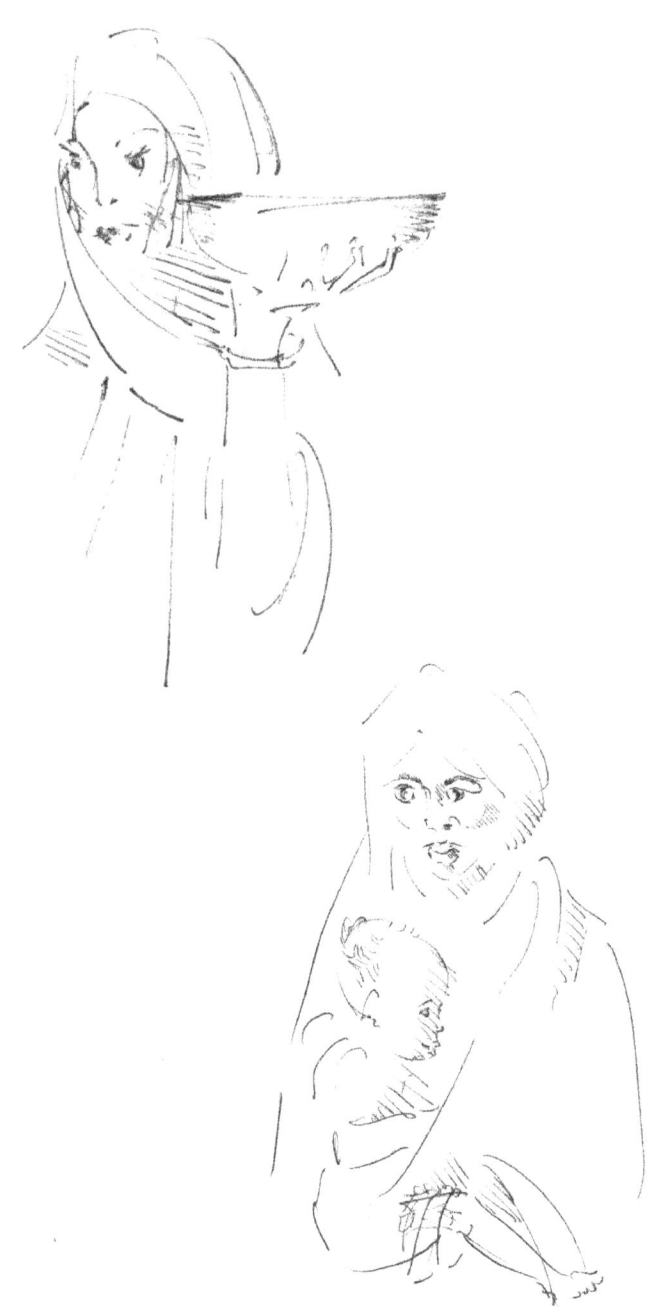

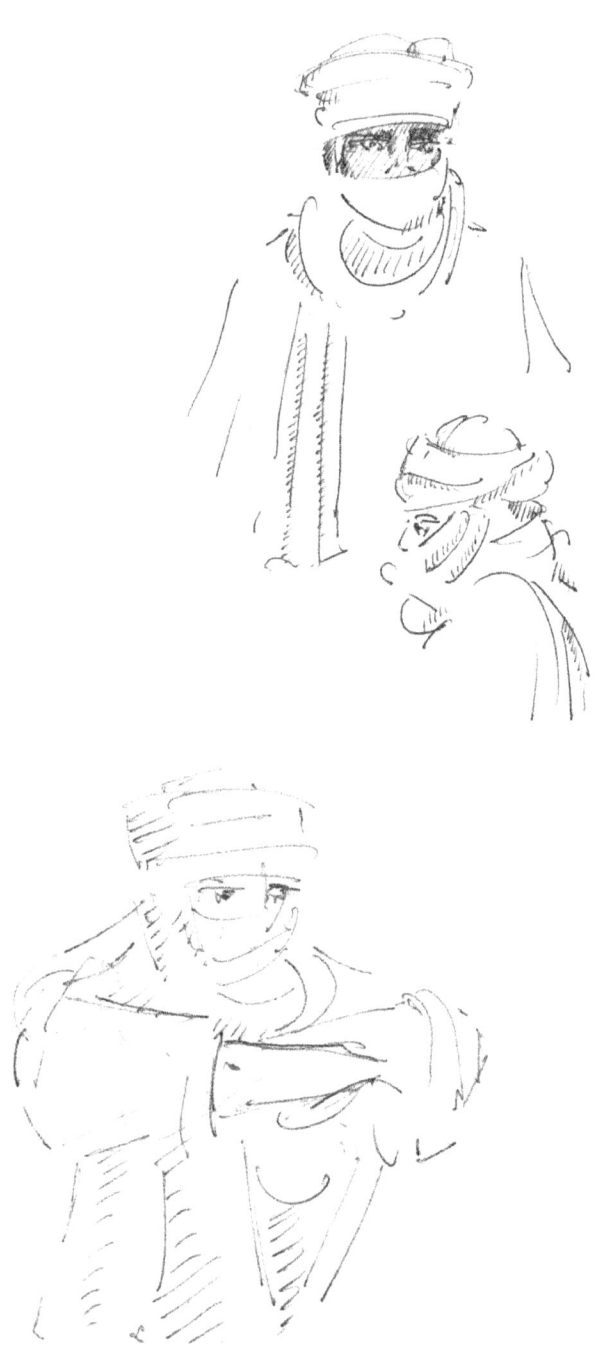

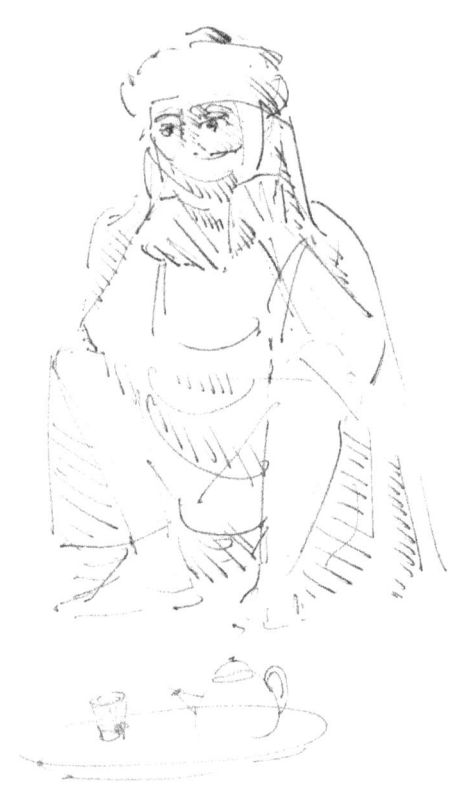
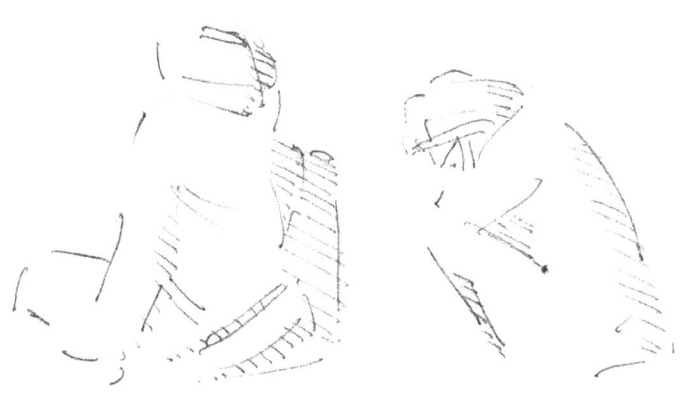

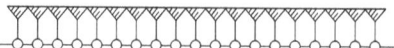

Vorstöße sollen aus der eigenen Mitte kommen. Tun sie es nicht, so wird jeder Schlag sein, als wäre er einbeinig aus dem Zehenballenstand geführt. Nähere dich allem Schritt für Schritt, dann wird die Zeit, die der Weg verlangt, dich wirklich an dein Ziel bringen und dir Festigkeit geben, wenn du vor ihm stehst. (2)

Gebirge aus Basaltplatten und Geröll. Kein Gedanke zurück, keiner nach vorn, eigentlich überhaupt keine Gedanken, aber Da-Sein mit jeder Faser.

Alles hat hier ein Übermaß an Kraft und Intensität, die jedes menschliche Streben, es zu beherrschen, zurückweist. Was man der Natur bestenfalls abringt, ist Duldung.

Warten – und hoffen, dass die improvisierte Reparatur der Achsenfeder mit einem Stück Akazienstamm hält, bis Ersatz da ist.

Die Oase Timia ist der wortlose Beweis für Erfindungsgeist, Kraft und Ausdauer der Menschen. So wachsen hier Weizen, Mais, Hirse, Datteln und sogar Orangen, Pampelmusen und Kartoffeln.

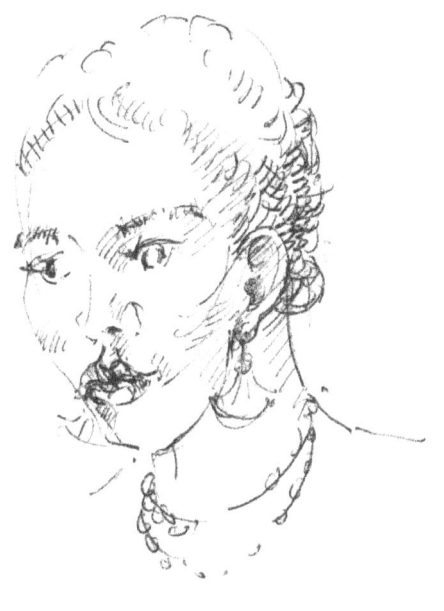
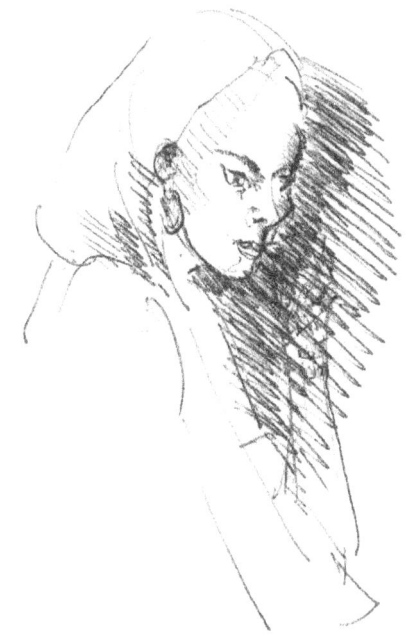

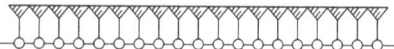

Es gibt Zeiten für Etüden – dann, wenn die Vorstöße stecken bleiben und der lange Atem kürzer wird. In jedem Leben kommen solche Etüdenzeiten. Sie sammeln unsere Kräfte für eine neue Partitur. Eine Partitur, die wir nur bewältigen werden, wenn wir die Etüdenzeiten nutzen – jede Minute davon. Sie kommen wie die Sammlung vor dem Kampf, dem Wurf, dem Sprung, dem Glück.

Der grundlegende Unterschied zur Weißen Wüste in Ägypten: Hier im Aïr-Gebirge ist fast alles ohne Apropos. Zu groß, zu gewaltig, um als mögliches Opfer für das Annäherungsverfahren der Erinnerung unter dem Titel „fast so wie" in Betracht zu kommen.

Aber die langen, weißen Nadeln der trockenen Akazien wirken vertraut – wie Rauhreif an einem eiskalten Wintertag – oder in einer Wüstennacht im späten Dezember.

Absolute Stille. Was gewöhnlich unter dem Rauschpegel von Lärm und Wiederholung erstickt wird, das nimmt man plötzlich wahr. Es ist das Da-Sein im Hier und Jetzt, nicht das Dort-Sein im Gestern und Morgen.

Mit Dumpalmenblättern und Akazienholz machen sie Feuer und legen die Brotfladen in die Glut.

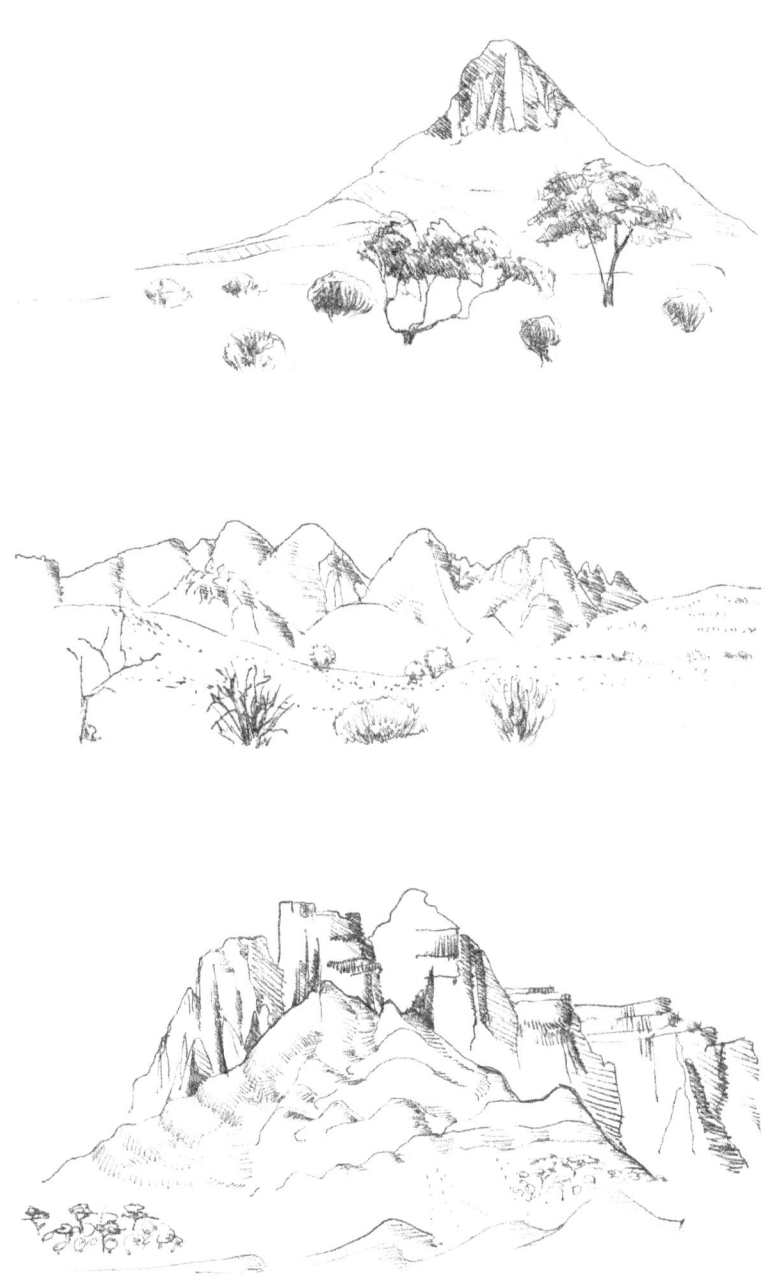

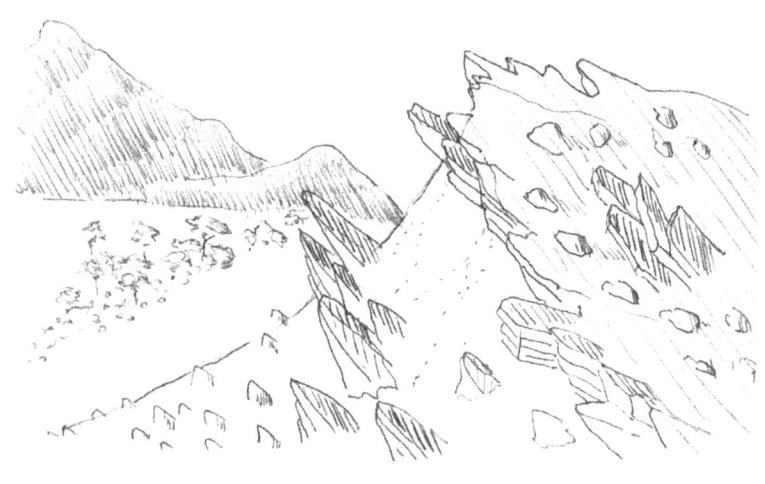
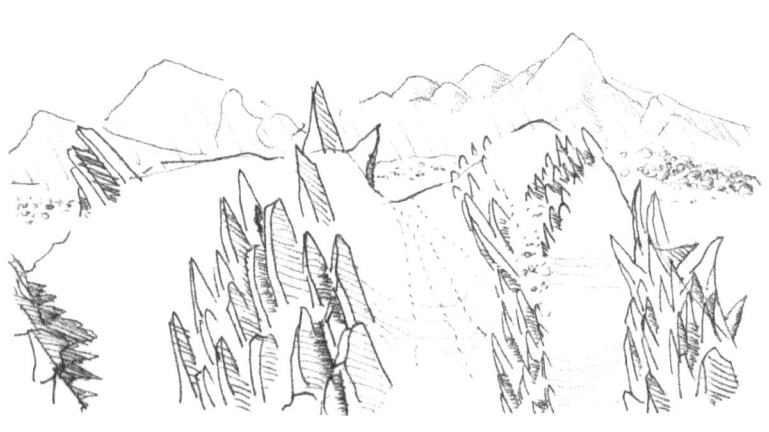

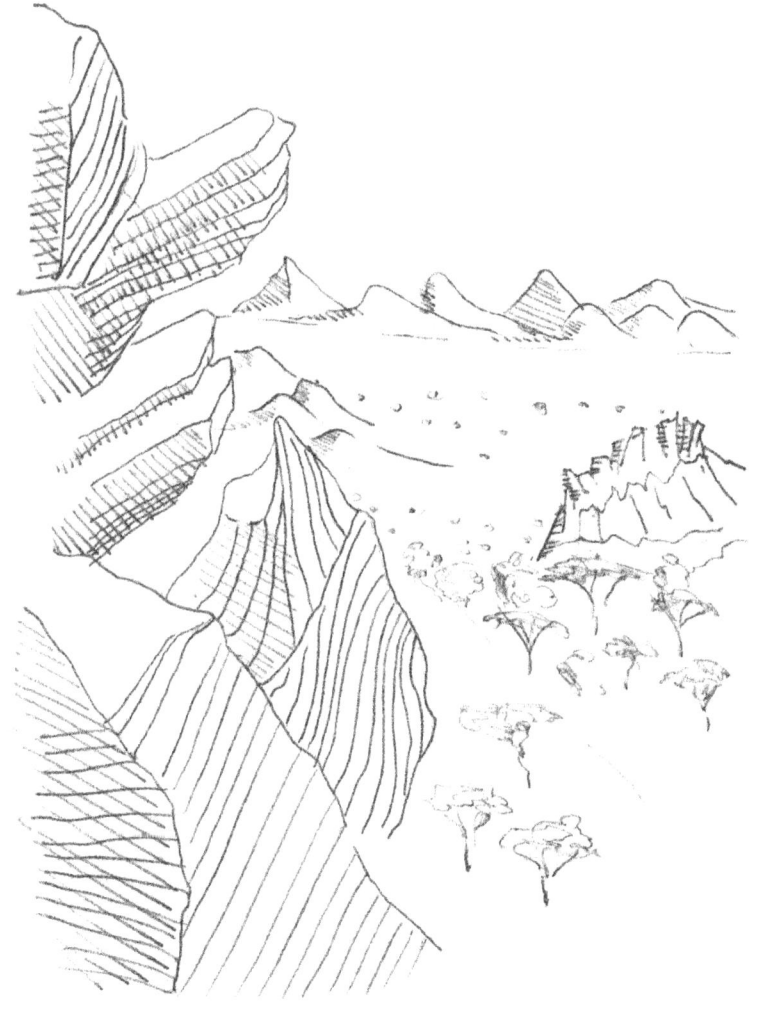

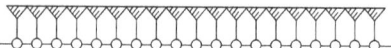

Wanderdünen liegen an den Flanken der schwarzen Basaltformationen wie brauner Schnee. Dazwischen Berge aus weißen Marmortafeln in Kogo – wie arktische Eispressungen oder der monströse Rücken eines Urzeitwesens.

Wissen macht den Dünensand zum Weg, auf dem man sicher gehen kann, während die Räder der Geländewagen hoffnungslos versinken, von jetzt auf dann – trotz höchstmöglicher Geschwindigkeit.

Goethe hat etwas gesagt wie: „So viele Sprachen man spricht, so oft ist man Mensch." Einfacher, aber auch wahr: Derselbe Mensch mit oder ohne Zeichenstift, das sind zwei Wesen mit verschiedenen Augen.

Reine Zeitverschwendung, seine Lebensumstände im Vergleich mit anderen zu beklagen. Man hätte für den Rest des Lebens genug zu tun, wollte man alles verbessern, was im eigenen Vermögen liegt, anstatt sich der Willkür anderer auszuliefern.
Was das Leben noch bringen wird, wissen wir freilich nicht – aber es macht einen großen Unterschied, ob einer in der hoffnungsvollen Erwartung lebt, das es etwas anderes sein würde als das jetzige, oder ob man überrascht ist, wenn es kommt.

Abdourahmane erzählt von einer alten Frau, die das Wadi nie verlassen hat, weil ihre Ziegen nicht gehen wollten. So blieb sie dort, Jahrzehnte lang, zuletzt ein ganzes Leben.

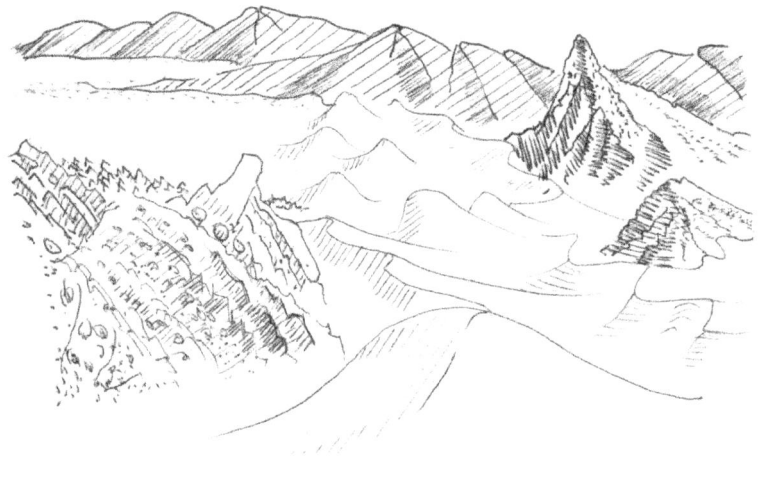
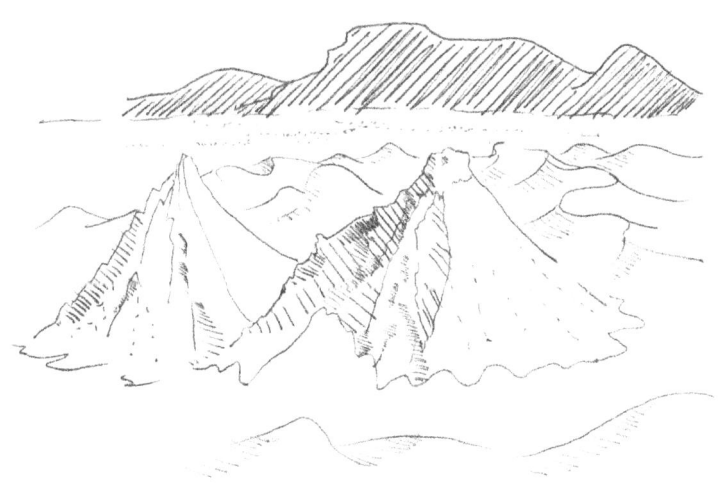

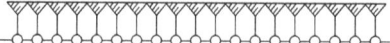

Wenn nach einer Skizze eine halbe Stunde vergangen ist, könnte ich neu anfangen ohne den Platz zu wechseln. So sehr ändert sich alles im Wandel des Lichts. Aber in seinem Inhalt bleibt es, was es war.

Ein Tag voller Hitze. Jetzt, an seiner Neige, heftige thermische Sturmböen – wie nach den Stunden glühender Leidenschaft oft ein wilder Streit losbricht und alles fortreißt mit sich.

Alles ist ruhiger geworden, und der innere Rhythmus des Tages und der Nacht tiefer spürbar, seit gestern die Geländewagen abgefahren sind und die Tuareg mit den Kamelen aufrücken.

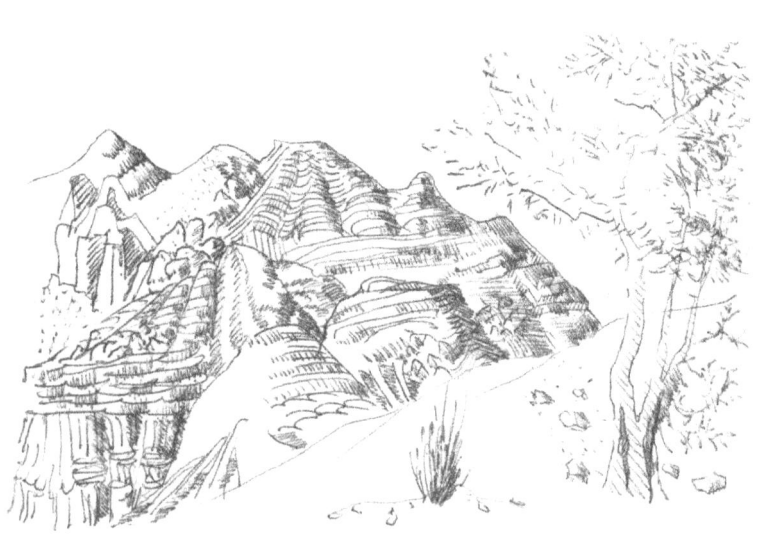

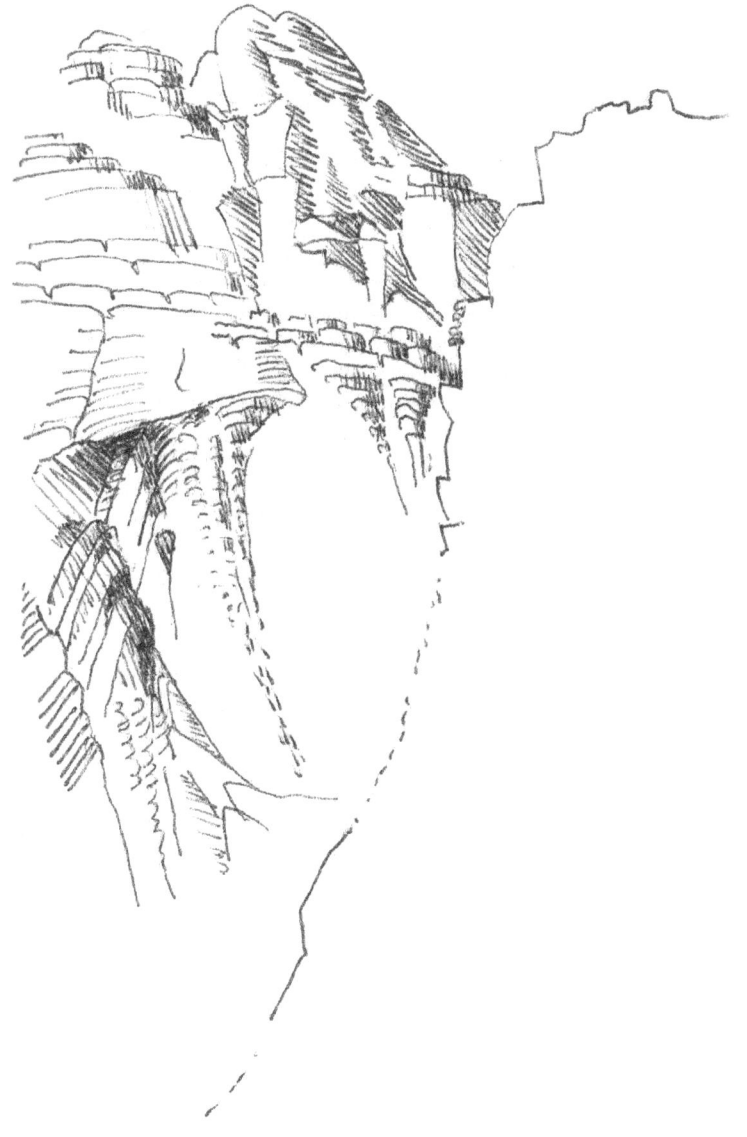

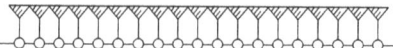

Das Erwachen ist jetzt ohne einen Laut. Es ist ein Stärkerwerden des Lichts, und ein Greifbarwerden der Formen. Wie das Schweigen vor einer Größe, die jedem Wort seine Nichtigkeit weist.

Der tugulmust, der Gesichtsschleier filtert die Gedanken, die über die Lippen eines Mannes wollen. Die Tuareg bedecken ihren Mund und verachten ihn als das andere Ende des Verdauungskanals. Und mit derselben peinlichen Berührtheit begegnen sie einem Übermaß seiner Entäußerungen. Sieht man sie handeln und spürt man ihren achtungsvoll erkundenden Händedruck, so begreift man sie als den Gegensatz zu all unseren flüchtigen Wertvereinbarungen und als die Mitte zwischen dem oberen und dem unteren Ende des Verdauungskanals. Als jene Herzensmitte, aus der das Handeln seine Kraft erhält – wo morgen noch gilt, was heute wahr geworden ist. (2)

Existenzielle Fortschritte in melancholischen Lebensphasen sind wie die vorangegrabenen Meter in einem Tunnel. Ihre ganze Tragweite erkennt man erst am Tag des Durchbruchs zum Licht.

Anders gesagt: Manche Berge kann man besteigen bis hinauf zum Gipfel im ersten Licht des neuen Tages. Andere muss man durchqueren in Enge, Monotonie und Finsternis.

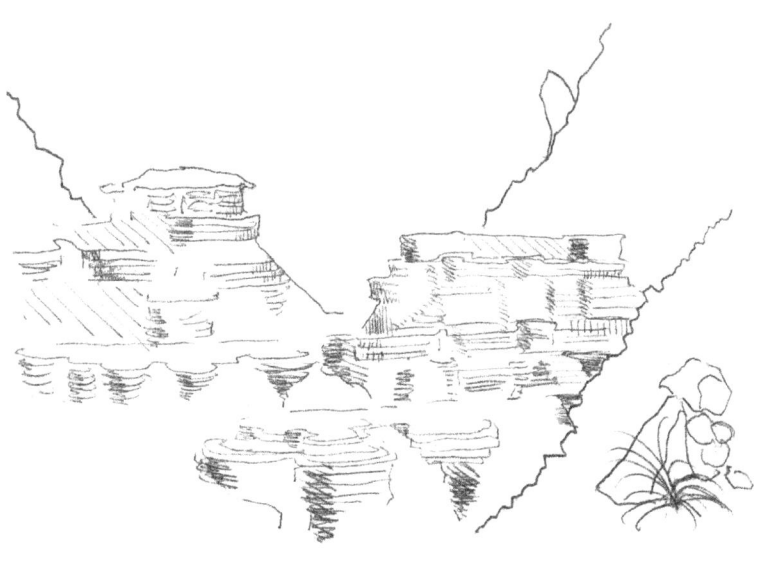

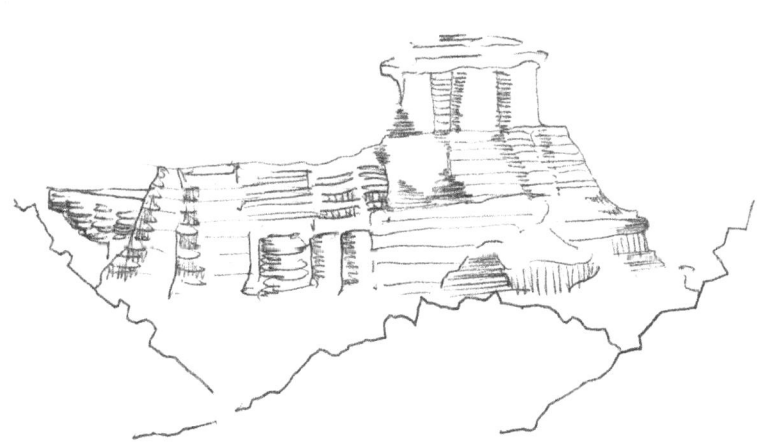

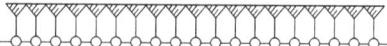

In der Ténéré liegen Tonscherben im Sand und Reibsteine, manchmal Speer- und Pfeilspitzen aus Lavagestein. Man sagt, hier wären steinzeitliche Siedlungen gewesen.
Wir rasten unter ein paar großen Akazien. Eine junge Frau kommt durch die Dünen, legt ihre Schmuckarbeiten auf ein Tuch und lässt sich nieder, ohne einen Laut, ohne auf sich aufmerksam zu machen. Ihr Vater ist ungefähr hundert Jahre alt und er hat Mano Dajak* viele Geschichten über die Tuareg erzählt weil, er sie besser wusste als irgendein anderer. Manche dieser Geschichten kennen auch unsere Führer und am Weg werden sie lebendig.

Eine fremdartige Lebensform zu begreifen, setzt voraus, dass man die Umstände kennen lernt, unter denen sie entstanden ist. Und will man begreifen, warum das Nomadendasein so ist wie es ist, muss man wohl die Wüste und ihre Gesetze verstehen, einschließlich ihrer Wandlungen von einem fruchtbaren Lebensraum in eine großartige, erbarmungslose und gewalttätige Ödnis.

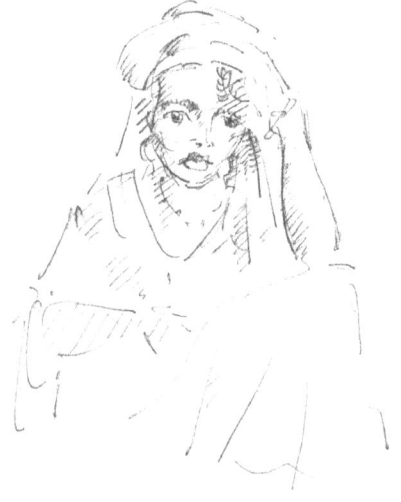
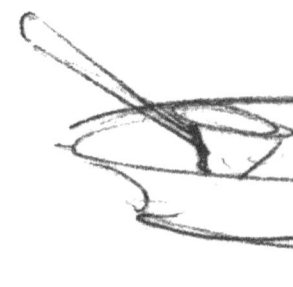

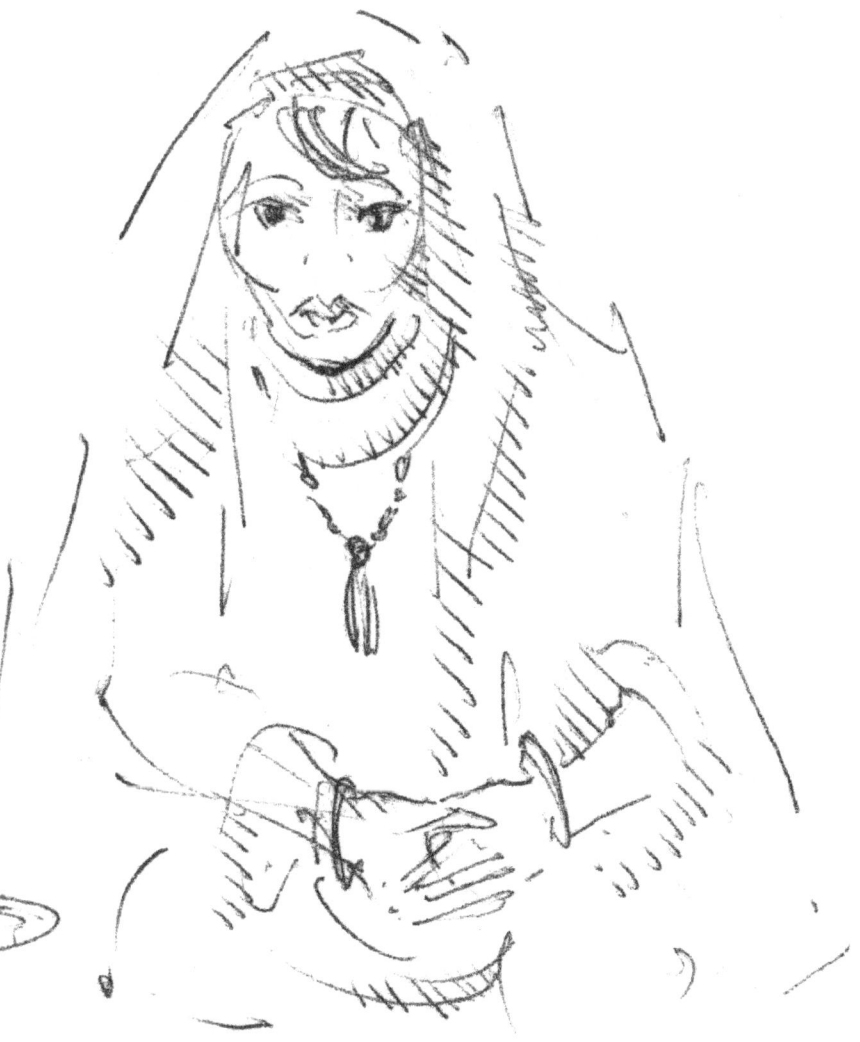

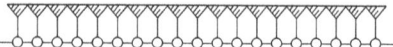

Der Karawanenführer heißt Kalala und steht in seinen Sechzigern. Er hat den zügigen und kraftvollen Schritt ohne überflüssigen Aufwand, den sie alle haben. Im Angesicht pflichtschuldigen Alterns ringsum wirkt er wie die wortlose Weigerung, es auch zu tun.
Hier lebt, wer Wüsten und Gebirgsschluchten so durchqueren kann. Und wenn das nicht mehr möglich ist, dann ist das Leben aufgebraucht wie der Wasservorrat nach einem langen Marsch.
So erhält das Sterben hier eine letzte Kraft, ist ein haltungsvolles Sich-Beugen vor der Natur. Ein Sterben in aller Identität – kein Erlöschen nach Jahrzehnten oft bizarrer Verformungen.

Als Kalala ein Kind war, erzählten die Alten von Wüstenlöwen, und die Wege von einem grünen Flecken zum anderen waren nicht weit im Süden der Sahara. Sie erzählten das in ihrer Dialektsprache Tamaschek und schrieben es in Tifinar an die Felsen des Aïr.
Dann verdorrte die Wüste in Jahren ohne Regen und die Wege von Brunnen zu Brunnen wurden immer weiter. Wo doch noch Wasser sei, und die Rastplätze nicht überweidet, das berichteten Kalala und die anderen jungen Männer seines Stammes einander in Tamaschek, wenn ihre Wege durch die Wüste sich kreuzten.
Und ihre Söhne und Enkel erzählen heute von der Nomadenschule der Franzosen und von der Tuargrebellion 1990 in gebrochenem Französisch denen, die sie durch die Wüste führen und irgendwann in Europa besuchen wollen.

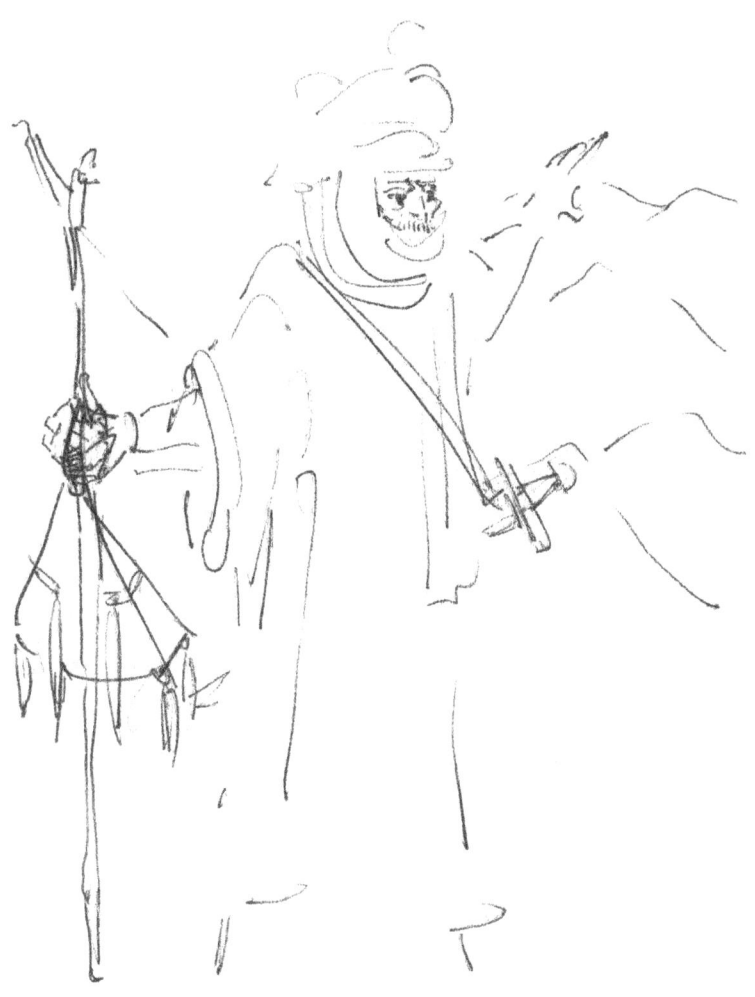

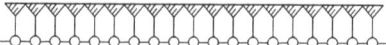

Wegbeschreibungen klingen hier oftmals so: „Hinter dem Berg da vorn kommt ein Wadi. Dort muss man die Piste hinter der abgestorbenen Akazie nehmen, bis drei Steine kommen. Dann links hinauf und hinter dem verlassenen Lagerplatz sind noch frische Spuren eines Kameltrampelpfads. Denen muss man folgen". Wer würde wohl zu Haus den Weg beschreiben mit toten Bäumen, Steinen und flüchtigen Spuren im Sand. Hier aber sind es Zeichen und kein Brunnen, kein heimatliches Lager wäre zu finden ohne sie.

War in alten Zeiten eine Karawane vermisst, so legten sich die Frauen im Festtagsgewand auf die Gräber der Ahnen und im Schlaf sahen sie dann ihre Männer und Söhne – sie konnten sagen, ob sie verdurstet sind, angegriffen wurden oder am Weg zum Lager. Und auch wie viele Tagesmärsche sie noch entfernt wären, wussten sie nach dem Erwachen.

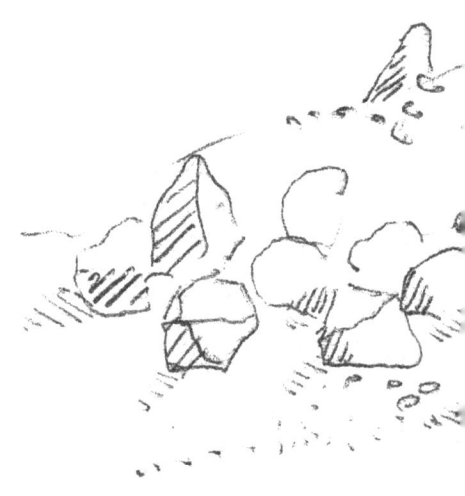

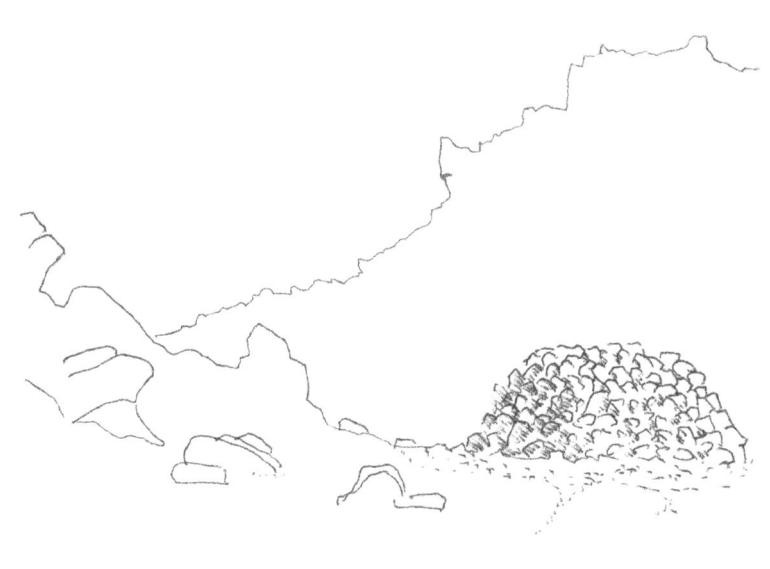
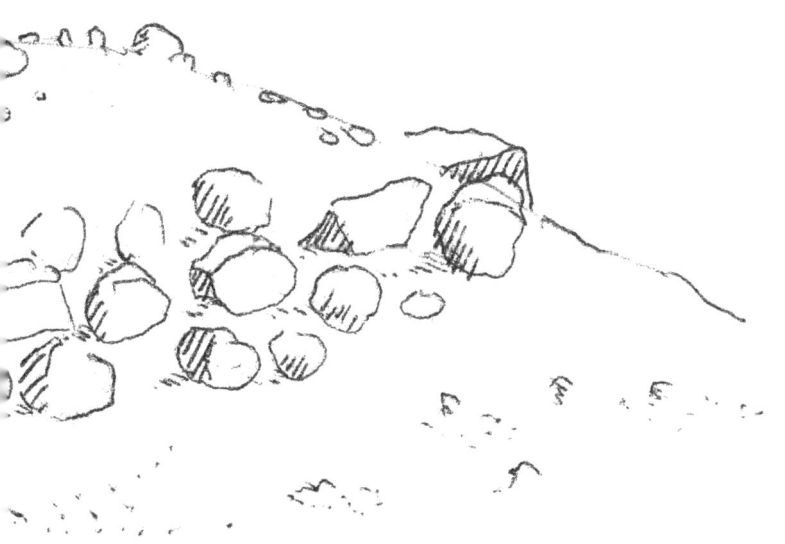

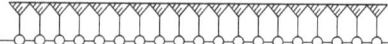

Die Tuaregfrauen bewahren die Geschichten. Sie schreiben die Zeichen in den Sand, geben den Kindern Kosenamen nach deren Wesen und wenn sie ihnen Trauriges zu sagen haben, dann hüllen sie es in Lieder. Sie umarmen ihre Männer nie vor den Augen anderer, denn Liebe muss ein Geheimnis sein. Die Söhne erfahren den Willen ihrer Väter aus dem Mund ihrer Mütter und empfangen die Zeichen ihres Mannseins aus der Hand der Frau. „Liebe schenkt man im Leben" sagen sie und ein toter Mensch ist niemand mehr. Zu seinem Grab trägt man Steine und sonst nichts.

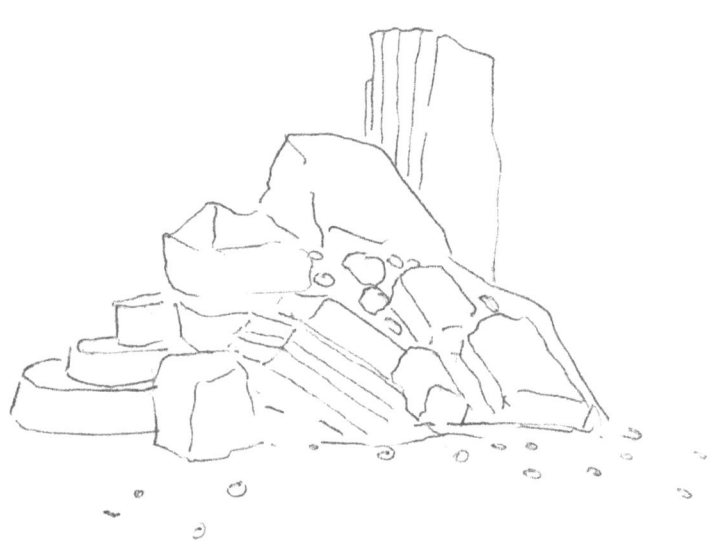

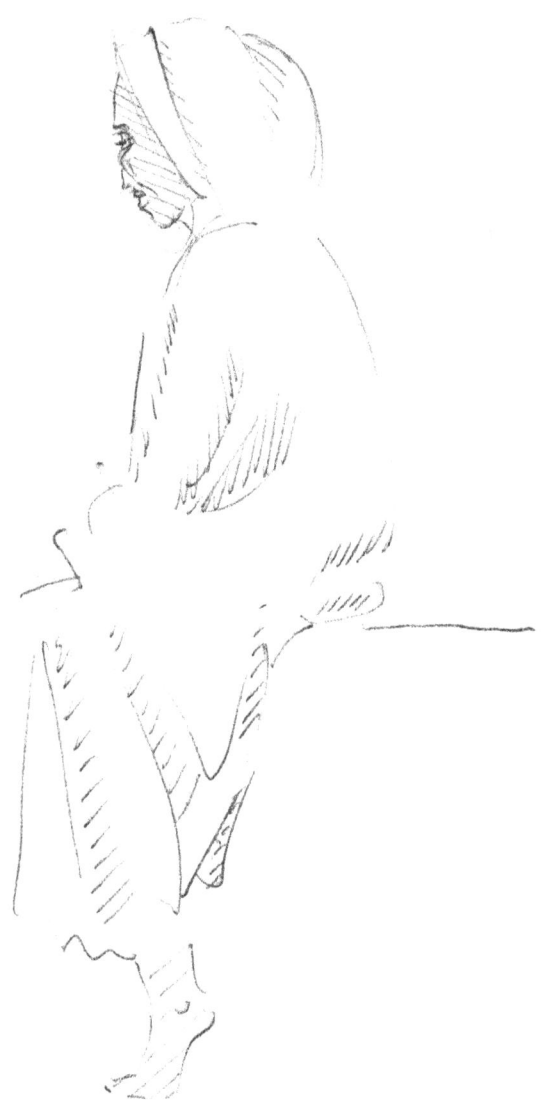

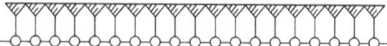

Wie wird aus Erinnerung Geschichte? Indem die Geschichten der Erinnerung, entstanden entlang von Wegen durch Hitze und Kälte, durch Sand und Wind von Brunnen zu Brunnen aufgefangen werden in einer großen Sprache, die auch versteht, wer nicht hier lebt, doch kraft seiner Stimme Teil hat an der Entscheidung über Sein oder Nichtsein einer ihm fremden Art zu leben. Wer nur sein Tamaschek spricht, unverstanden außerhalb der Wüste, und sein Tifinar in den Sand schreibt, dessen Wahrheit, Weisheit und Botschaft verweht der Wind und macht sie unhörbar und unsichtbar über Nacht.

Tee trinkt man dreimal hintereinander. Das erste Glas ist bitter wie das Leben. Das zweite ist stark wie die Liebe und das dritte ist süß wie der Tod.

Die nach Süden ausgerichtete Milchstrasse zeigt den Zeitpunkt, wo die Karawanen nach Norden aufbrechen müssen um die Hirse zu holen.

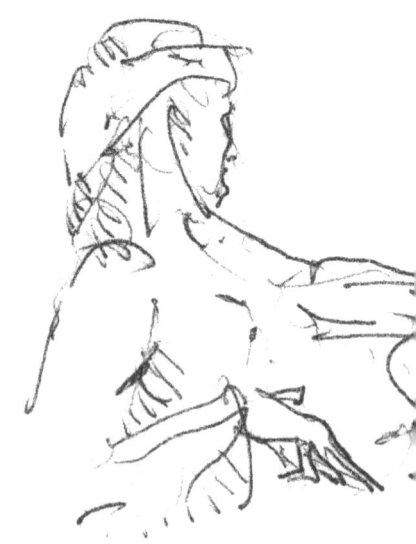

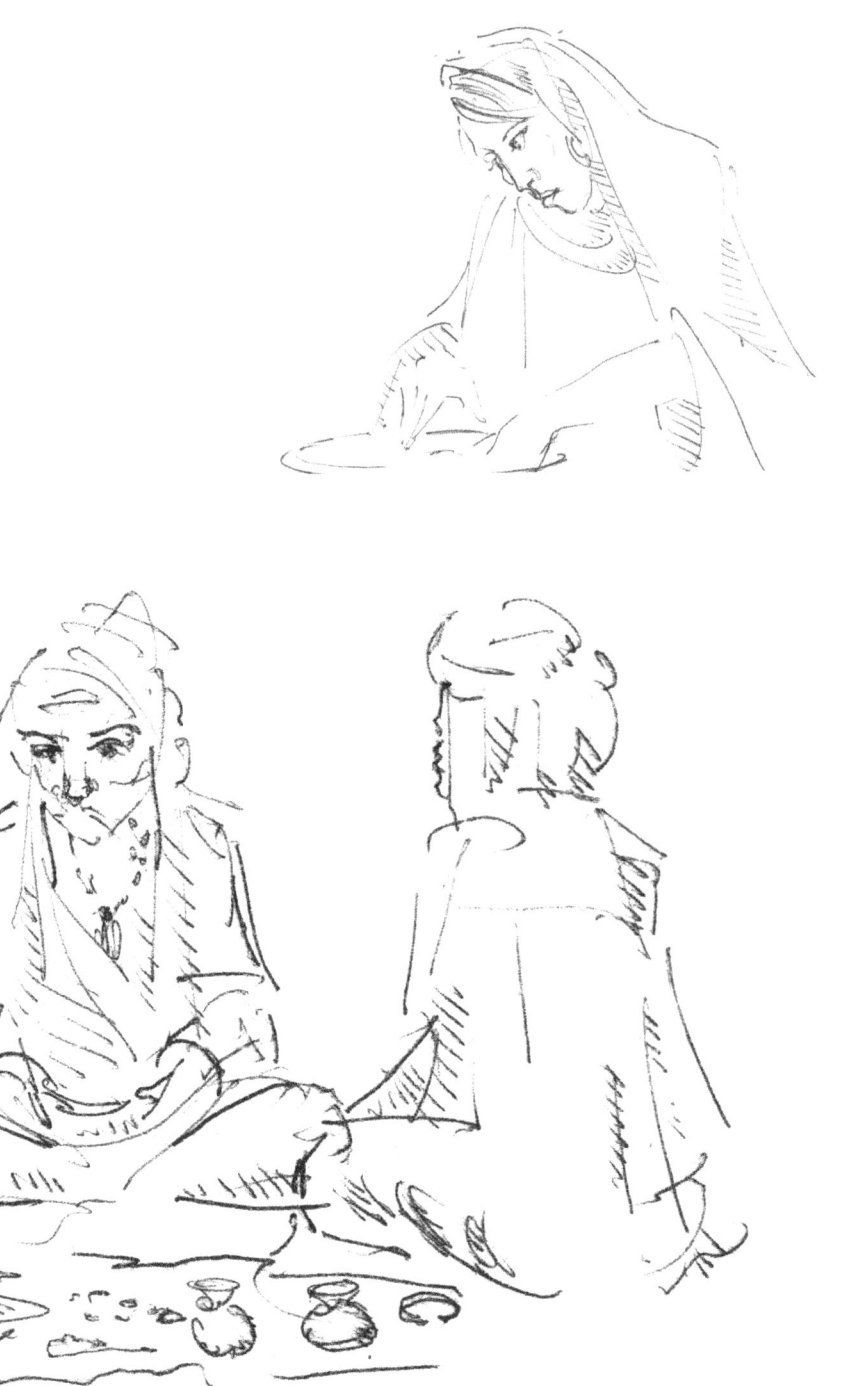

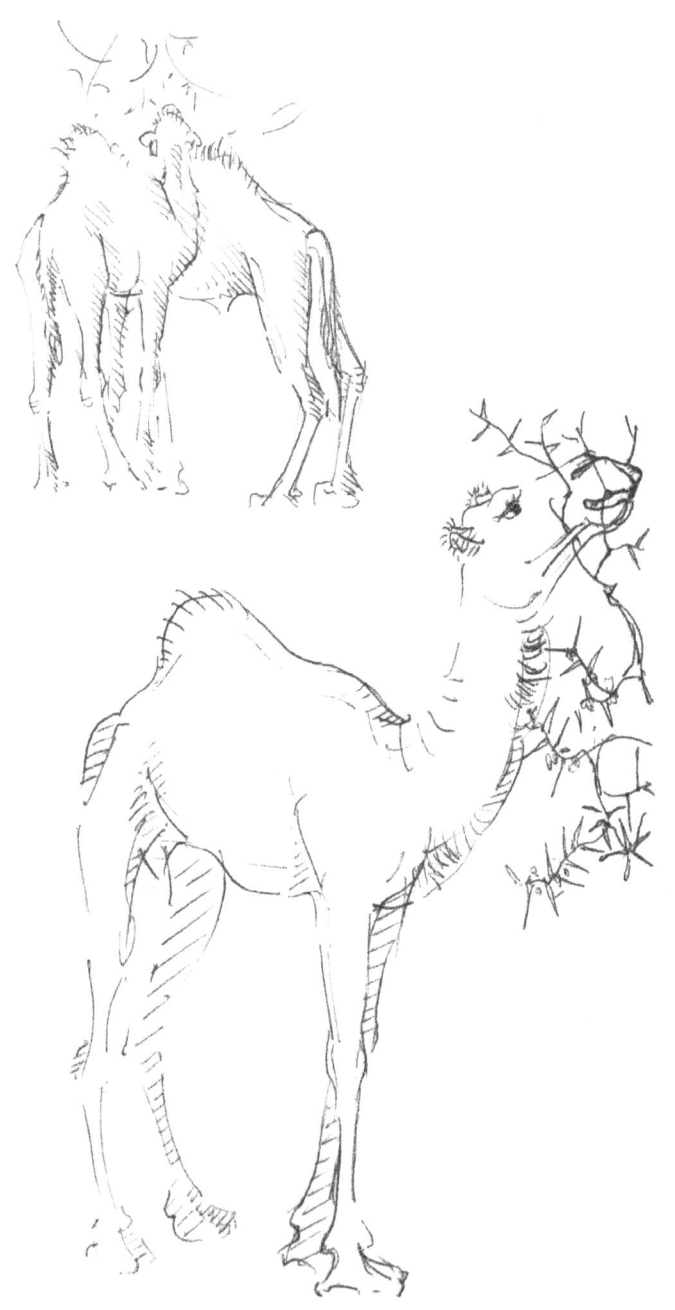

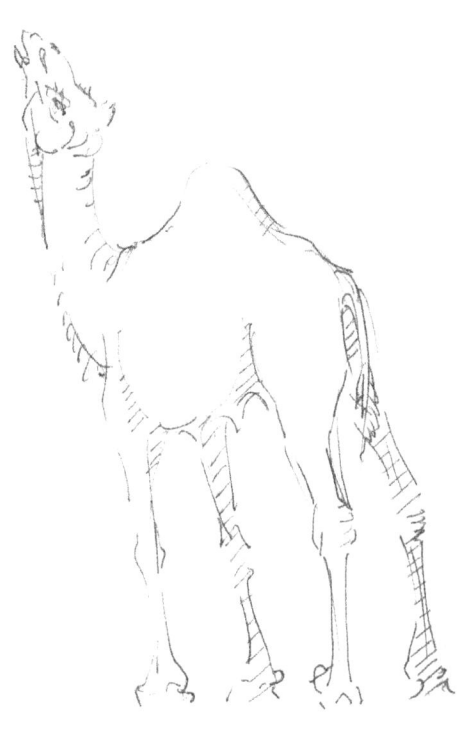
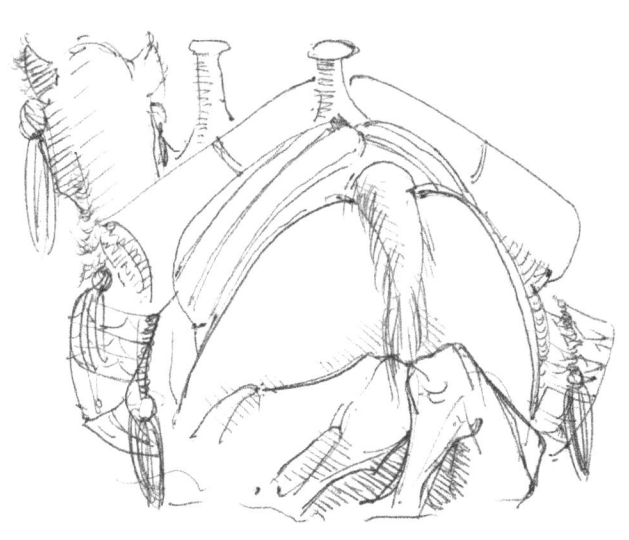

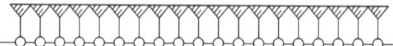

Was immer jemand redet, schau hin, wenn er handelt, und vergiss niemals, was du gesehen hast – sonst erdrücken dich später deine falschen Vorstellungen.

Die Tuareg haben kein Wort für „bitte". Sie fordern, was ihnen zusteht, und wünschen nichts darüber hinaus.

Nur Leben ist Leben. Wer tot ist, über den schweigen die Tuareg. Stirbt einer von ihnen, so wird sein Name nicht mehr genannt, denn das Leben fordert alle Kraft für sich.

Eine große Verbundenheit mit ihren Kamelen. Einer begleitet sie stets durch die Nacht, und das Niederknien, das Beladen erfolgt unter weichen, sanften Lauten. Die Kamele sind zutraulicher als sonstwo und in allen ihren Verhaltensweisen ausgeglichen, denn sie werden nie geschlagen und haben keine Angst.

Die ganze Nacht hindurch bis zum Sonnenaufgang gab es um meinen Schlafplatz ein Kulinarium der Kamele. Ein Mahlen und Kauen mit ruhiger, wohliger Gleichförmigkeit.

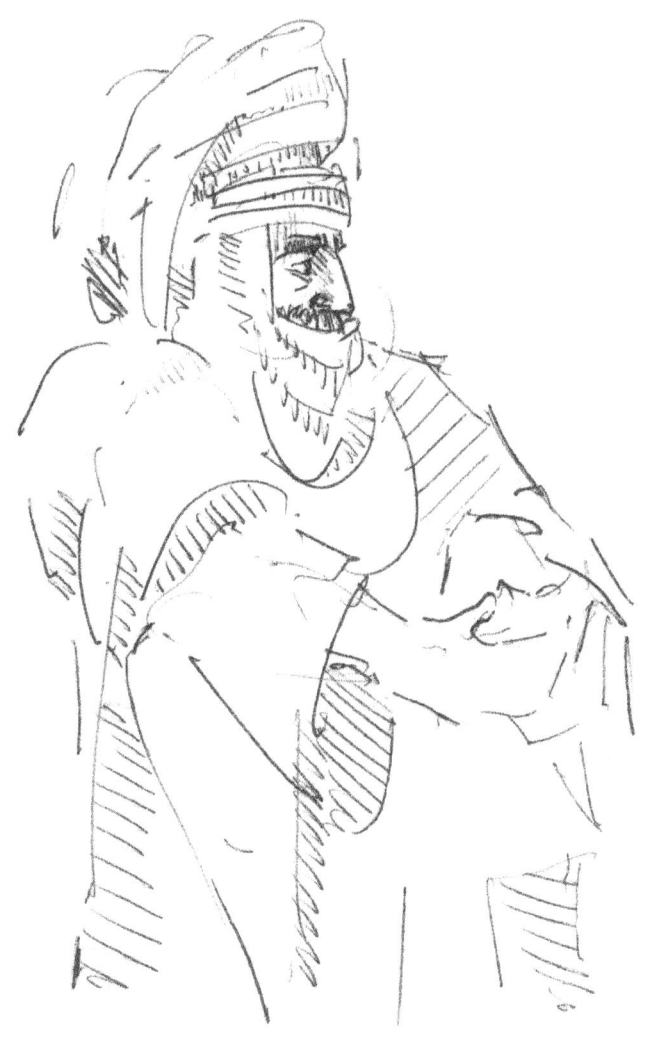

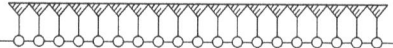

Wir passieren das ehemalige Führungslager der Tuareg-Rebellion. Kein Wort über Mano Dayak*, der bei einem Flugzeugabsturz über der Wüste ums Leben kam, als er zur Unterzeichnung eines Vertrages mit der Regierung unterwegs war.

Mohamed und Houche waren Widerstandskämpfer während der Tuareg-Rebellion. Jetzt begleiten sie unsere Expedition.

Die Tuareg haben eine Geschichte seit Mano Dayak sie aufgeschrieben hat. Viele andere haben weiterhin keine. Und wer keine Geschichte hat, der existiert nicht. Völker erhalten und bewahren das Verständnis und Bewusstsein ihrer selbst durch die Aufzeichnung ihrer Vergangenheit.

So ist es auch im einzelnen Leben. Indem einer ausspricht was war, unterbricht sich die Sprachlosigkeit gegenüber der endlosen Wiederholung und es festigt sich der Boden auf dem er steht, seinen Ort bestimmt und ausholt zum ersten Schritt in eine neue Richtung.

Dieselben Männer, die nicht über die Toten reden, nicht klagen dürfen und mit bloßer Hand glühende Holzkohle aus dem Feuer holen, lachen wie ausgelassene Buben wenn sie ums Lagerfeuer sitzen. Und wenn es ganz lustig wird, stoßen sie schrille Kopftonlaute aus.

---

* Führer der Tuareg-Rebellion in Niger 1990 mit dem Ziel eines unabhängigen Tuaregstaates.

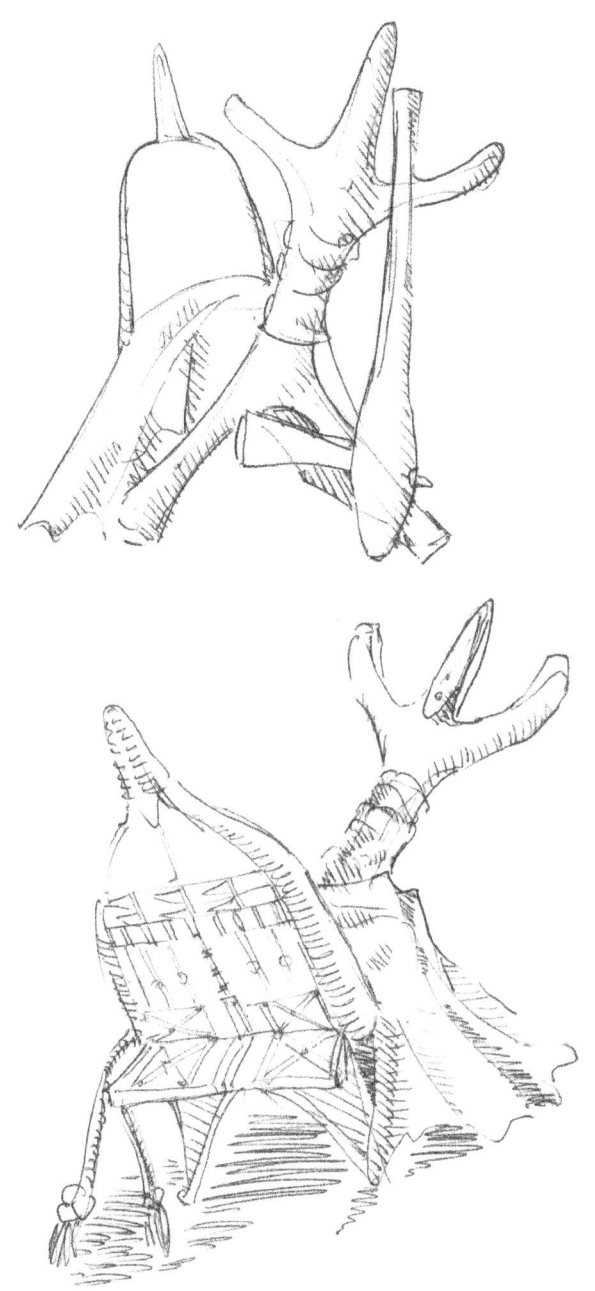

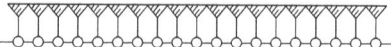

Im Gehen wird das Sehen anders. Es öffnet und weitet sich nach beiden Seiten, so wie die Arme links und rechts schwingen und alles seinen Platz erhält in diesem Tempo und seinem Rhythmus.

Das Plaudern der Beduinen heute durch die halbe Nacht ist wie ein Naturlaut in der Stille. Wie ein kleines warmes Feuer in der heute wolkenverhangen Finsternis.

Frühstück einer Beduinenfrau mit ihren vier Kindern. Ein Leben ohne Zeit mit einer Geschichte aus Hörensagen.

Die stets zukunftsorientierte Lebenshaltung zu Hause ist wie eine Fernsichtbrille, festgeschraubt am Schädel. Was vor unserer Nase hier und jetzt passiert, das sehen wir unscharf, verschwommen und richten den Blick in die Ferne, wo die Dinge greifbar nahe, scharf und deutlich sind. Aber eben dort und dann, nicht hier und jetzt.

Die Tuareg klagen nicht und dürfen keine Schwäche zeigen. Wer würde sie auch hören in der Wüste oder dem Appell ihrer zur Schau gestellten Not folgen? Die Wirkung solcher Menschen ist unbeschreiblich wohltuend. Man kann zunächst nicht glauben, dass es diese Haltung wirklich gibt, weil uns zu Haus täglich das Gegenteil vorgeführt wird und man schon dankbar ist für eine halbwegs erträgliche Lautstärke der Aufrufe, etwas zu tun für jemanden, der dafür nur Worte gibt – davon allerdings mehr als genug.

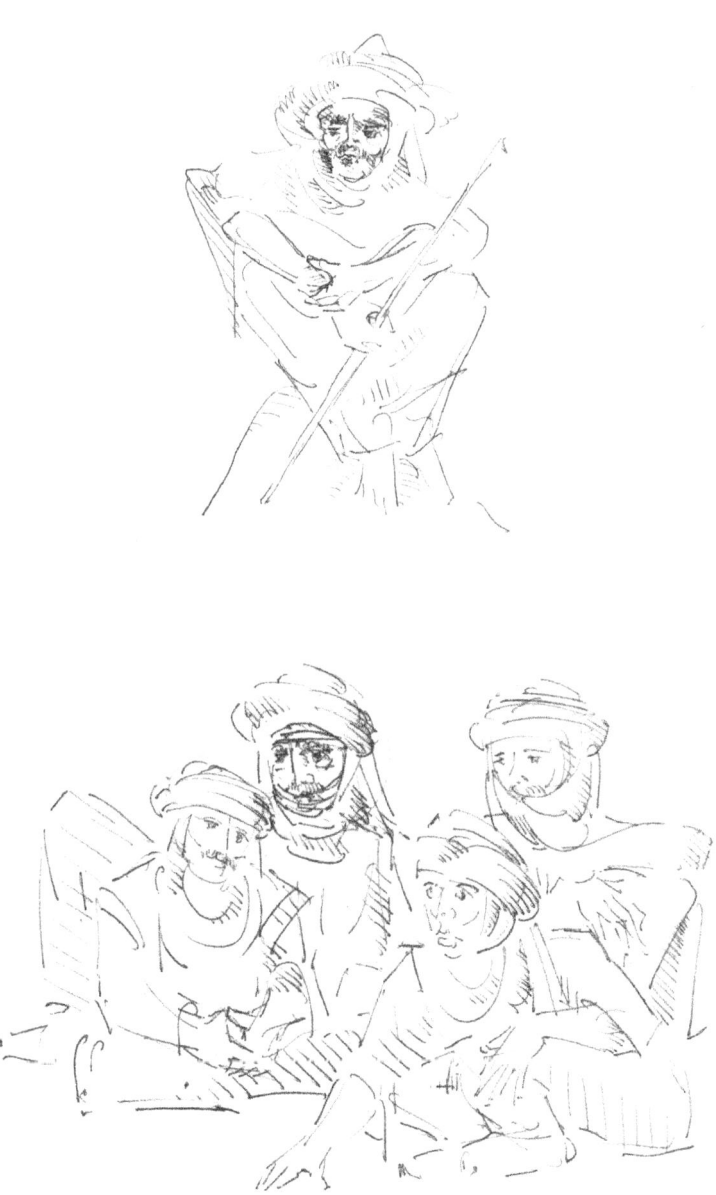

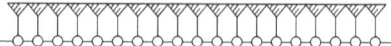

Wir erreichen die große Breccie am Eingang in die Tamgakschlucht. Meterdicke Brocken von kristallinem Gneiß sind hier eingeschlossen in Lavagestein. Und am Fuß dieser geologischen Sensation ein Wasserbassin am Rand der Sahara. Gerade noch rechtzeitig im alten Jahr, um eine Festtagswaschung mit Kopfsprung vorzunehmen. Kalt und nass ist es, und die Empfindung könnte nirgendwo so stark und wohltuend sein wie hier und jetzt.

Silvester mit Champagner unter sternenklarem Wüstenhimmel am Lagerfeuer. Beste Stimmung, es geht uns gut!

Amanar oder den Führer nennen die Tuareg das Sternbild des Orion. Machmud erklärt mir seine Teile: Der helle Stern in der Mitte ist sein Kopf, die drei oberhalb davon sind der Turban, die schräg davon sind der Säbel und links ist sein Arm. Ganz unten seine zwei Füße. In mondlosen Nächten bezeichnet der Führer die Bahn des Mondes.
Die Sterne verschwinden vom Himmel, wenn die Dame der Nacht, der volle Mond, erscheint. Der Mond ist schön wie die Frauen, sagen sie. Er setzt sich an die Stelle der Sonne, um ihre Gewalttaten wieder gut zu machen. Die ausgetrockneten Brunnen, die verendeten Herden, die verdursteten Menschen.
Doch der Mond steht in Gottes Schuld: Er hat sich von ihm ein Maiskorn geliehen. An dem Tag, wo Gott dieses Maiskorn zurückfordert wird sich die Kamelstute, das ist der große Bär, seinem Fohlen, dem kleinen Bären, nähern und die Welt wird untergehen.

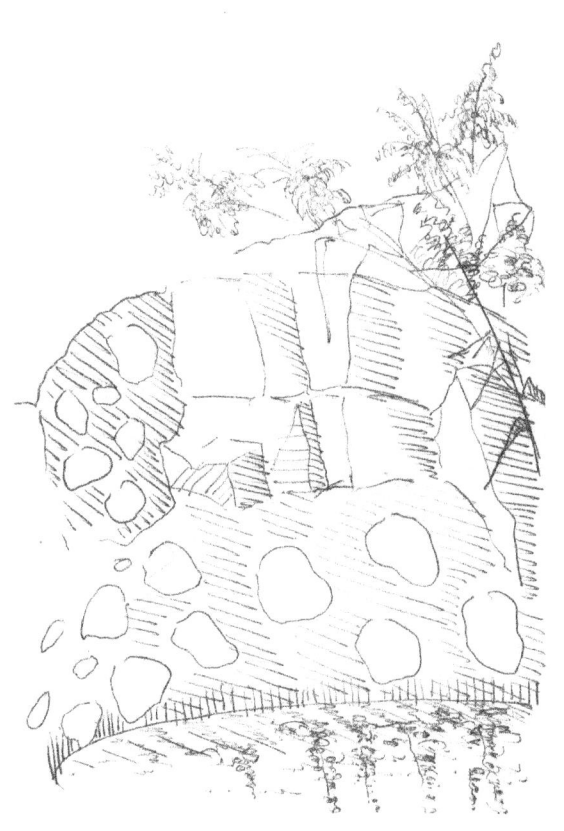

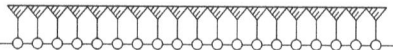

Aufbruch, Marsch, Ankunft, Rast und Schlaf – die Teile der Tage und Nächte. Und was wird aus all dem werden in der Erinnerung? Ein zweites Erleben mit der Zeit, und vielleicht ein ganz anderes. Eines, wo sich das Selbst breitmacht und alles Neue mit seinem Wäschekastenlavendel erfüllt. Bevor dies geschieht und alles zugedeckt wird mit Decken, Tüchern, Vasen und sonstigem Zeug ewig gleicher Geschmacksrichtung, werde ich immer wieder aufbrechen und dem Staunen neuen Raum schaffen.

Das schwere Pochen der Mörserstößel, wie ein Herzschlag des abendlichen Lagers. Denn heute gibt es Kuskus.

Der einzige Raum des Selbst, wo es nicht irgendwann nach ungelüftetem Schlafzimmer riecht, ist eine Liebe, die lebt.

Der Wind streicht über die Dünen eines Ozeans aus Sand, vierzig Meter darunter ist reichlich Wasser und quer darüber verlief der französische Traum von der Eisenbahn, die Berechnung, dass möglichst wenige Brunnen die militärische Übersicht über alle Nomaden in der Wüste gewährleisten, und eine endlose Blutspur, zugedeckt von Sand, dessentwegen so stolz gekämpft und so hoffnungslos gestorben worden ist.

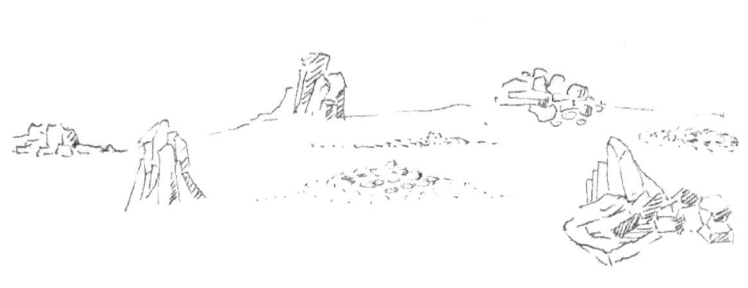
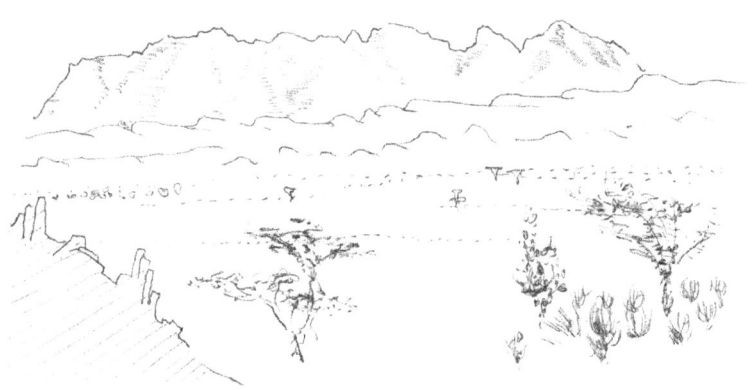

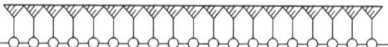

Die Tuareg sagen, dass Tage, Monate und Jahre nichts bedeuten. Nur die Teile des Tages zählen und eine Uhr ist nur dazu da, um die Zeit zu zerschneiden. Eine Uhr ist nutzlos und schlecht. Ihre wahren Maße haben die Stunden auch ohne Uhr von alters her. Dinidj Alwaq, der Moment kurz vor Sonnenaufgang, wo sich der Himmel und die Wüste in der Schwebe der Ruhe befinden. Aghora, die Stunde des Sonnenaufgangs, wo die Wüste und der Aïr zu leuchten beginnen. Adgalshet, der frühe Morgen mit seinen klaren Gedanken. Tarahout, die glühende Mittagsstunde, wenn die Sonne im Zenit steht. Tezzar, der frühe Nachmittag, wo die gelben Dünen grau werden. Takast, wenn die Sonne zur Neige geht und der Lagerplatz bestimmt wird. Almaz, die Geburt der Nacht, wenn die Sehnsucht kommt. Amer Yane, die Mitternacht, wo der Sand und die Wadis atmen und alle Sterne am Himmel stehen.

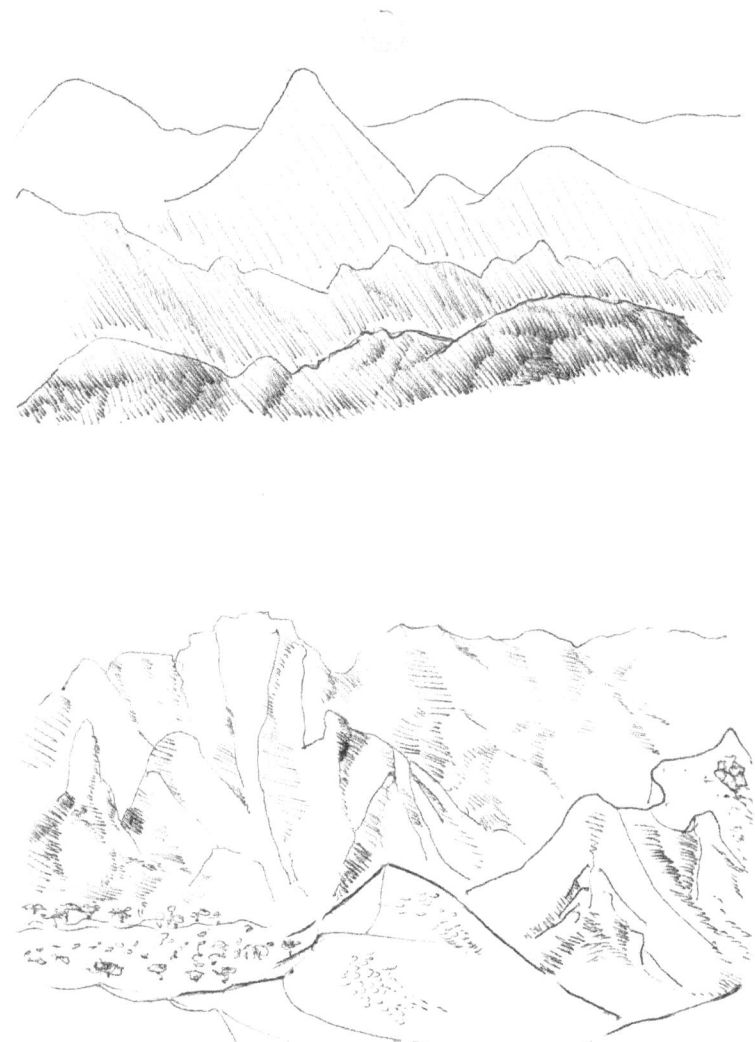

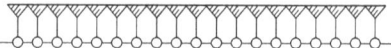

Es gibt eine Nachthoffnungslosigkeit der Empfindung, wo bei keiner Vorstellung, bei keinem Gedanken Trost oder auch nur kurze Zuflucht ist.

Sie entsteht im Augenblick des Erwachens mitten in der Nacht, wenn das Kondenswasser am Schlafsack gefroren ist, die Lippen trocken sind und die Haut der Fingerkuppen aufgesprungen, so dass jeder Handgriff und jede Berührung schmerzt. Man bekommt keine Luft, weil die Nase verlegt ist und der Hals bei jedem Schlucken in ganzer Länge spürbar. Der Schlafsack ausgekühlt, jede Bewegung mühsam, und es nützt nur kurz, schleunigst den Reißverschluss aufzumachen. Aber wenn die Gipfel des Tamgakgebirges im Sonnenaufgang leuchten, ist es, als hätte man nur geträumt.

Talchint heißen die Hexen und sie kommen in Gestalt schöner Mädchen. Man muss sie mit einem Akaziendorn stechen um zu sehen, ob Blut aus ihrer Wunde fließt oder eine bleiche Flüssigkeit. Erst wenn man ihr rotes Blut gesehen hat, darf man das Zelt mit einer schönen Frau knüpfen.

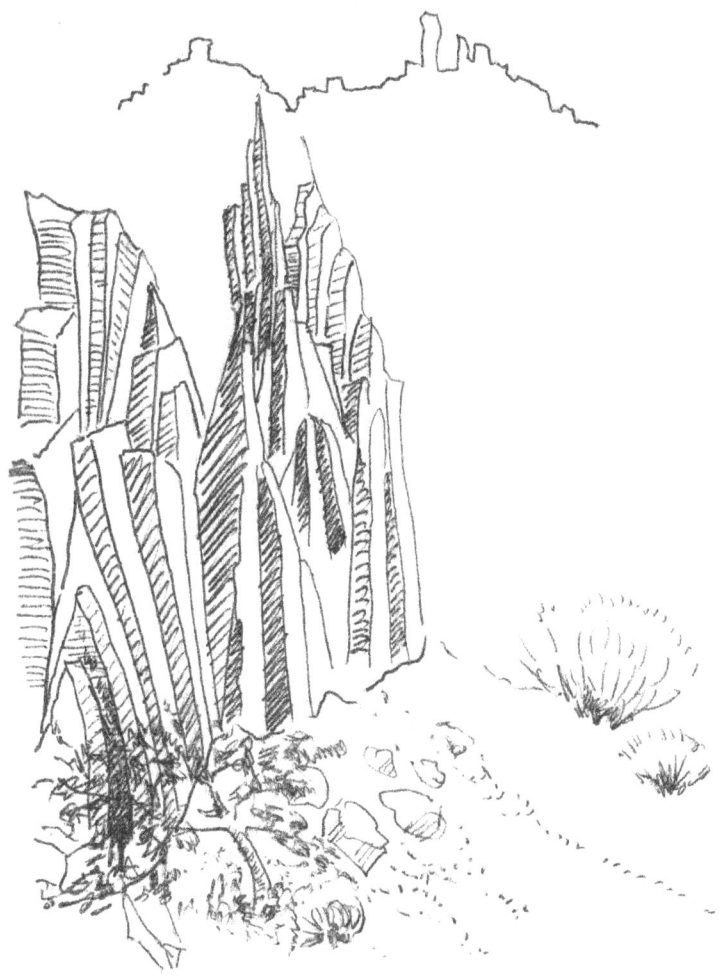

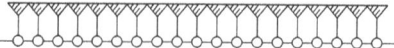

Die Tuareg schreiben nach allen Richtungen, aber alles, was sie schreiben, beginnt mit „Hier ich".

An den Felswänden zur Tamgakschlucht immer wieder eingeritzte Zeichnungen und darunter häufig Kamele, an manchen Orten aber auch Giraffen. Diese Zeichnungen sind alt, denn Giraffen gibt es hier nicht mehr. Dazwischen Schriftzeichen in Tifinar, der Sprache der Tuareg – und zu Beginn „Hier ich".

Einer der Kamelwallachen fieberte schon seit Tagen. Heute erhielt er einen Schnitt mit der Rasierklinge an der Stirn, die mit einem Distelstämmchen offengehalten wurde. Es blutete im Schwall und lange – dann wurde das Distelholz entfernt, die Blutung stagnierte und das Kamel ging, um zu fressen, was es die Tage bisher nicht mehr getan hatte.

Besitz ist ein Teil der Kette, an die man sein Leben legt, für den Lohn einer Hundehütte mit allem Komfort und eines Halsbands mit goldgeprägtem Namenszug – für den Fall, dass man irgendwann nicht mehr wüsste, wer man ist.

Ein Nomadensprichwort sagt: „Wer sich einen Strick um den Hals legt, dem gibt Gott einen, der ihn an diesem Strick zieht."

Die Tuareg erzählen Geschichten, wo der Reihe nach jeder Mann ein Stück weitererfinden muss.

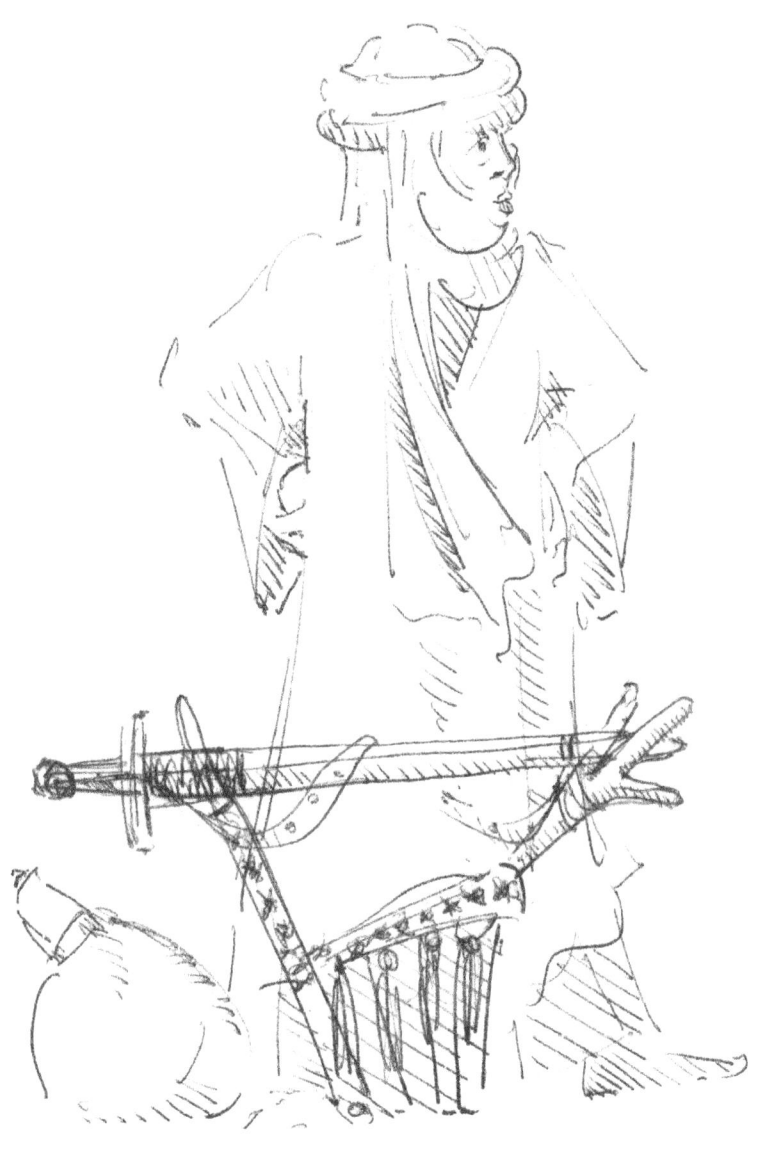

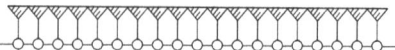

Es gibt in jeder Situation die bestmögliche Verhaltensweise. Wird die Bedrängnis und der Schmerz zu groß, neigt man dazu, was noch heil war, gleichfalls zu zerschlagen, und es ist das Ziel, diesen Impetus zu durchbrechen, Streit nicht entstehen zu lassen, und das vermag, wer die Situation überblickt.

Man kann sich selten seine Gegner aussuchen, wie man sie gerne hätte, also muss man sie nüchternen Auges kennenlernen und dann so nehmen, wie sie sind. Menschen, deren Verhalten an der Natur geschult wurde, die daran gewöhnt sind, gegen eine Macht zu kämpfen, die sie jederzeit zermalmen kann, wenn sie sich falsch verhalten, sind die besten Vorbilder.

Mohamed erzählt von den Verirrten, die gefunden worden sind von Zeit zu Zeit in der Wüste, neben ihren toten Kamelen, ausgetrocknete Mumien. Das Schlimmste sei die letzte Verzweiflung, wenn man das Kamel schlachtet, um sein Blut zu trinken. Das Blut trocknet den Gaumen aus und macht schreckliche Halluzinationen.

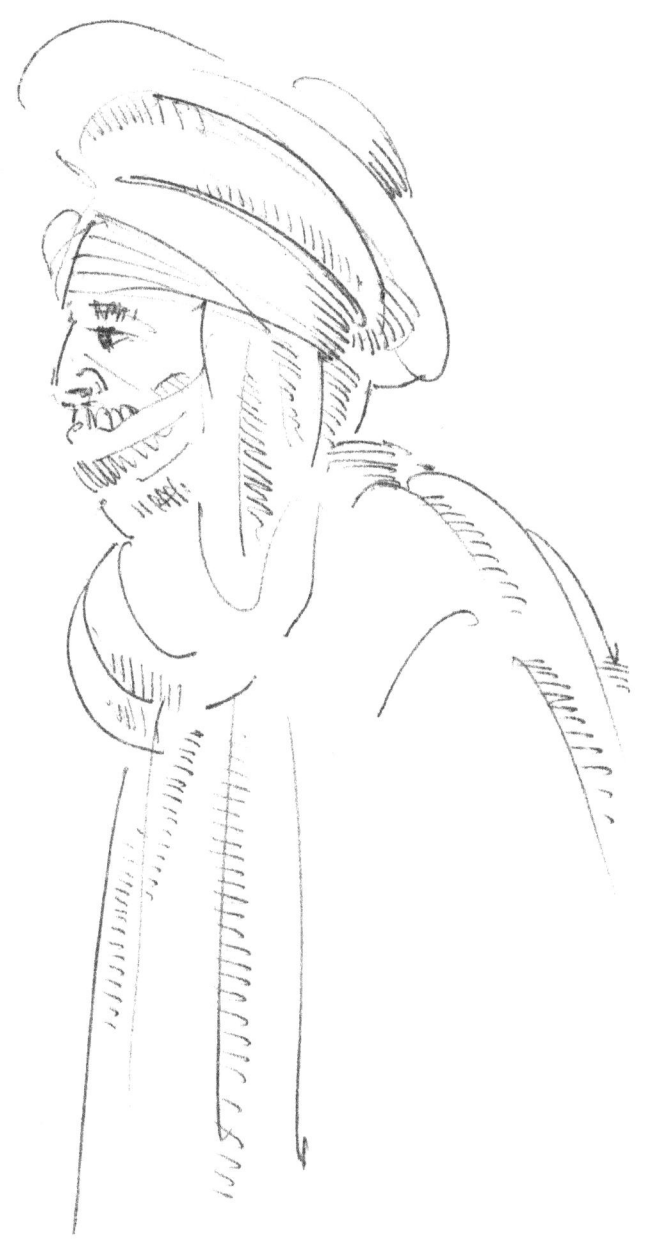

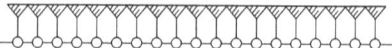

Die Dschinns, gefährliche Wüstengeister haben Durst wie die Menschen. Nach jeder Geburt kommen sie in die Lager, auf der Suche nach Wasser. Wenn dann ein Neugeborenes neben seiner Mutter schläft, halten sie es für einen Wassersack und nehmen es mit. Deshalb malen die Mütter schwarze Striche auf die Stirn ihrer Kinder. Die Dschinns glauben dann, der Wassersack sei undicht, und wollen ihn nicht mehr.

Mancher Rucksack ist schwerer als andere. Aber dafür ist man nicht allein um den Preis des Gewichts, das man mit sich trägt – bis man mitten in der Wüste ein neues Empfinden des Alleinseins erlebt.

Es ist ein Innewerden seiner selbst – es räumt den Rucksack leer und erfüllt den Marsch mit einer Beschwingtheit und Kraft, als ob man Flügel hätte. Ab jetzt ist man sich selber Freund bei allem, was noch kommen mag.

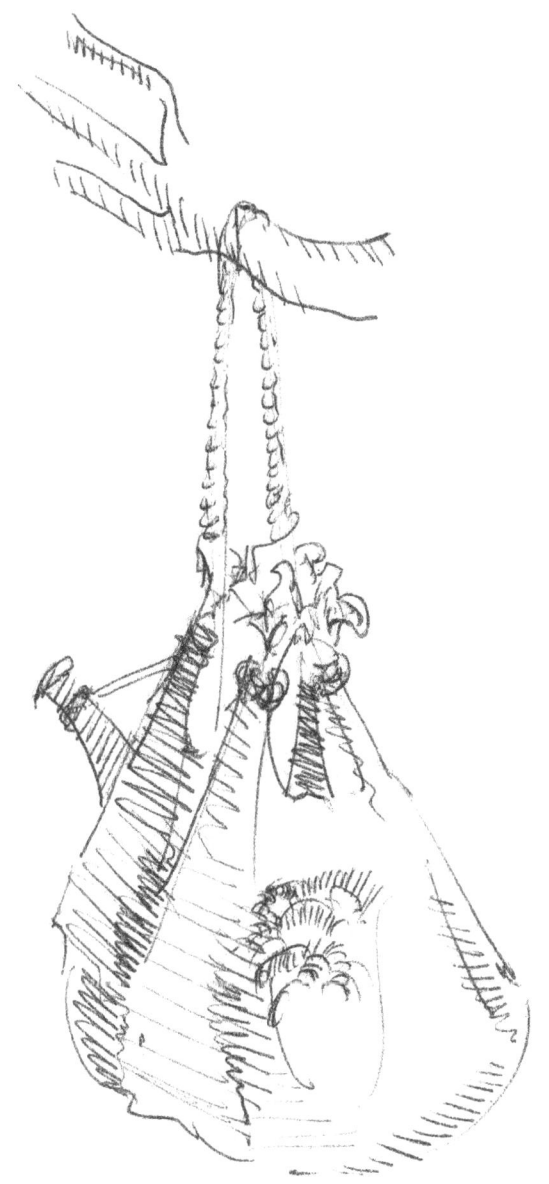

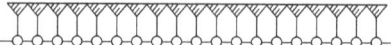

Das Nachtlager in der Morgendämmerung. Wenn einander die Blätter der Dumpalmen im Wind berühren, klingt es, wie wenn Regen auf ein Fensterbrett fällt.

Nachdem ich längere Zeit mit ihnen zusammen war, in verschiedenen Gegenden und unter verschiedenen Umständen, verstehe ich jetzt die Vorstellung, dass es lachende und weinende Kamele gibt.

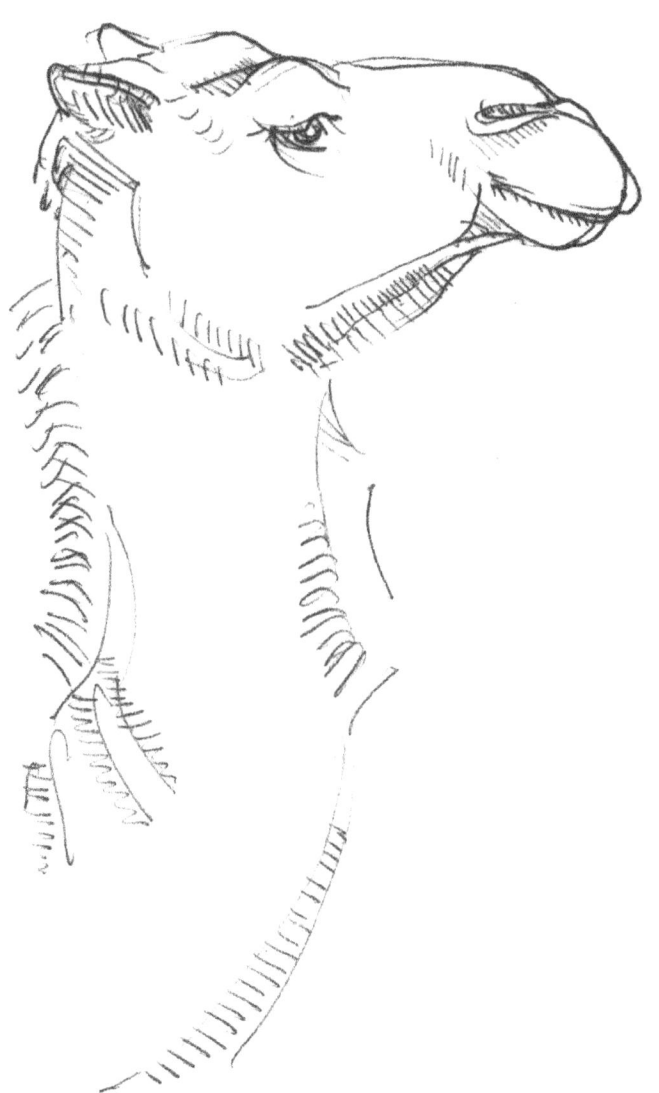

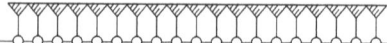

In der Stille des Wadi hat es den Anschein, als wäre hier soeben die Entstehung der Welt im Gang und alles erst am Anfang – im ersten Schritt von Bergen und Steinen zu den wenigen Büschen und Sträuchern fortgeschritten, ohne den Laut von Tieren und Menschen. Es ist die Wucht der ersten Stunde, wirkt wie hingeschmissen, um sich irgendwann zu einem Ganzen zu verbinden, zu vereinen – irgendwann, noch weit von jetzt.

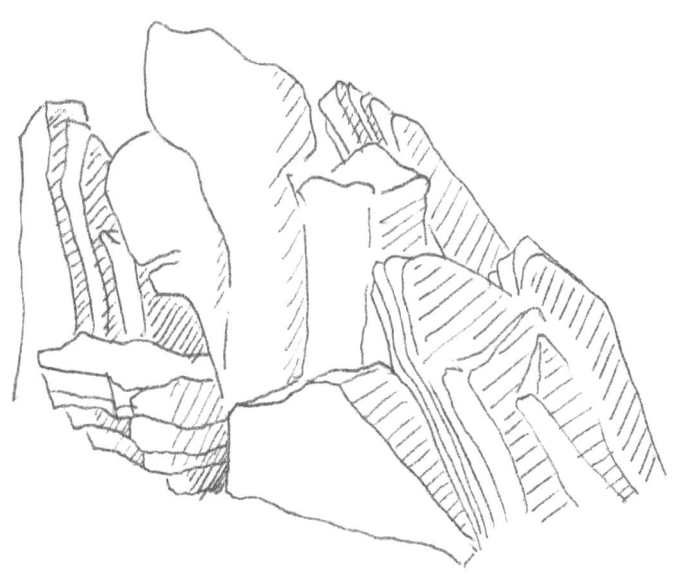

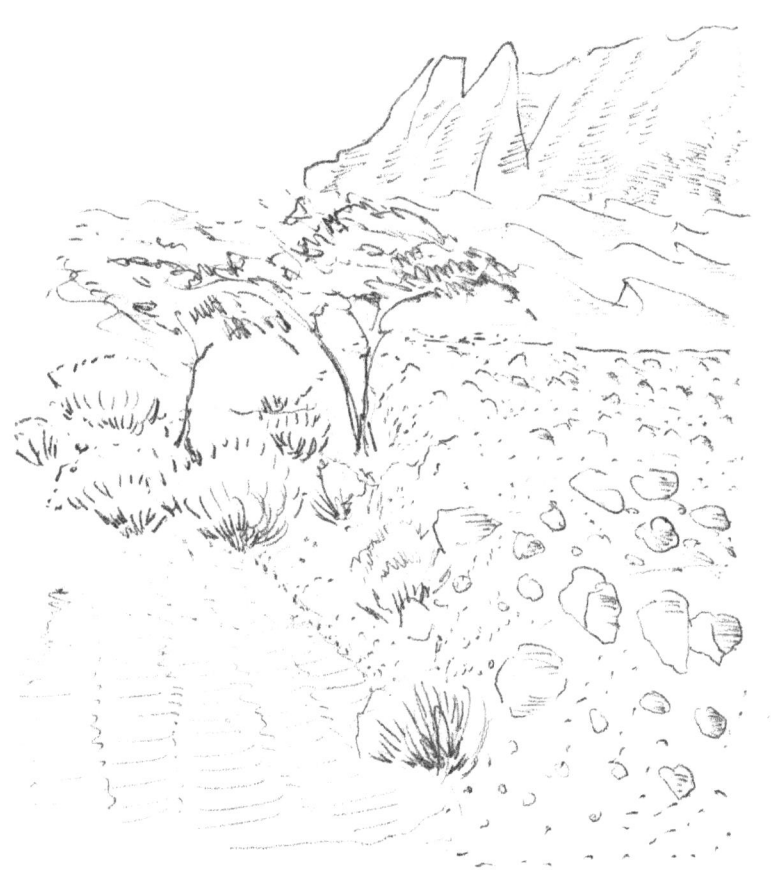

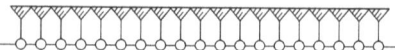

So einsam ein Lagerplatz auch scheinen mag – wie aus dem Nichts sind sie plötzlich da: Ein Händler mit Arbeiten aus Speckstein und Silber, ein Kranker, eine Mutter mit ihren vier Kindern und ein paar Ziegen. Und so wie sie gekommen sind, verschwinden sie wieder – in der Weite der Wüste und hinter den Felsen der Schlucht.

In der Regenzeit im August fließt das Wasser als mehr oder minder breiter trüber Strom durch die Schlucht. Jetzt ist das Grün in den Wadis wieder spärlich. Manchmal schlagen die Hunde an und ihr Gebell hallt durch die Nacht.

Die Tuareg können sich keinen Fluss vorstellen, der nicht versiegt nach der Regenzeit.

Nur die Frauen können Dornen in Blüten verwandeln. Bilder kommen, wenn man die Augen schließt – wenn man den Liedern und Gedichten der Frauen zuhört, und sie verschwinden, wenn man die Augen öffnet. Zu Haus ist es umgekehrt – wie vieles andere auch.

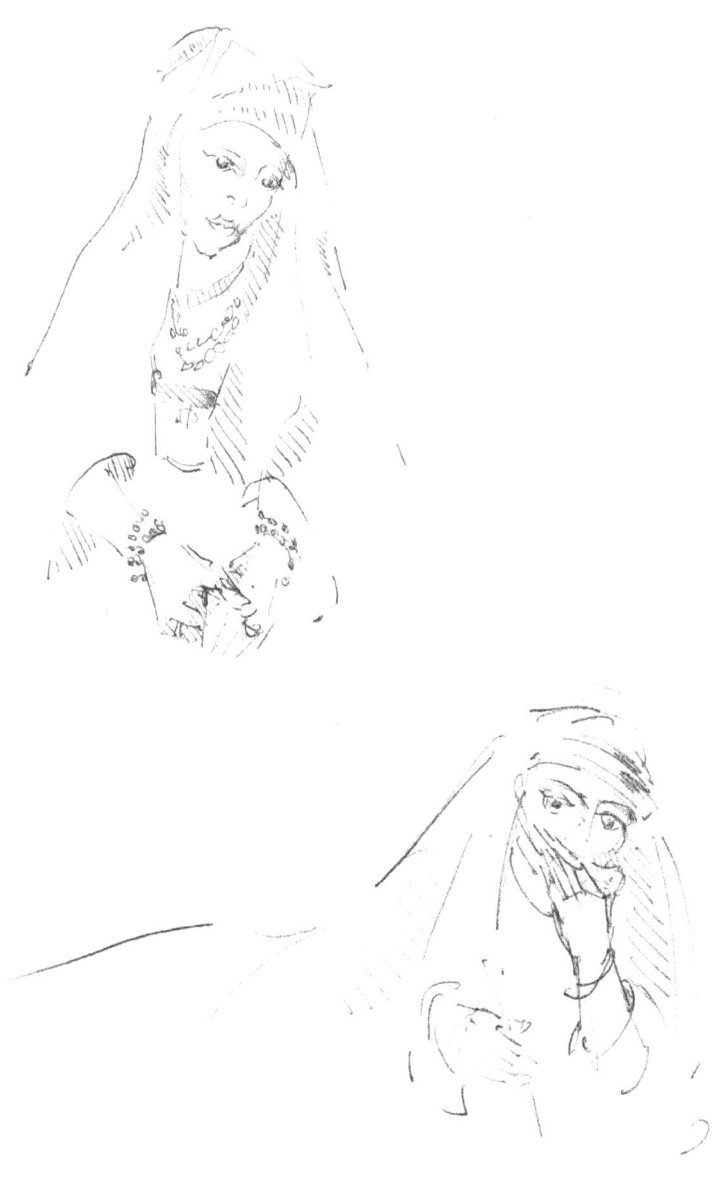

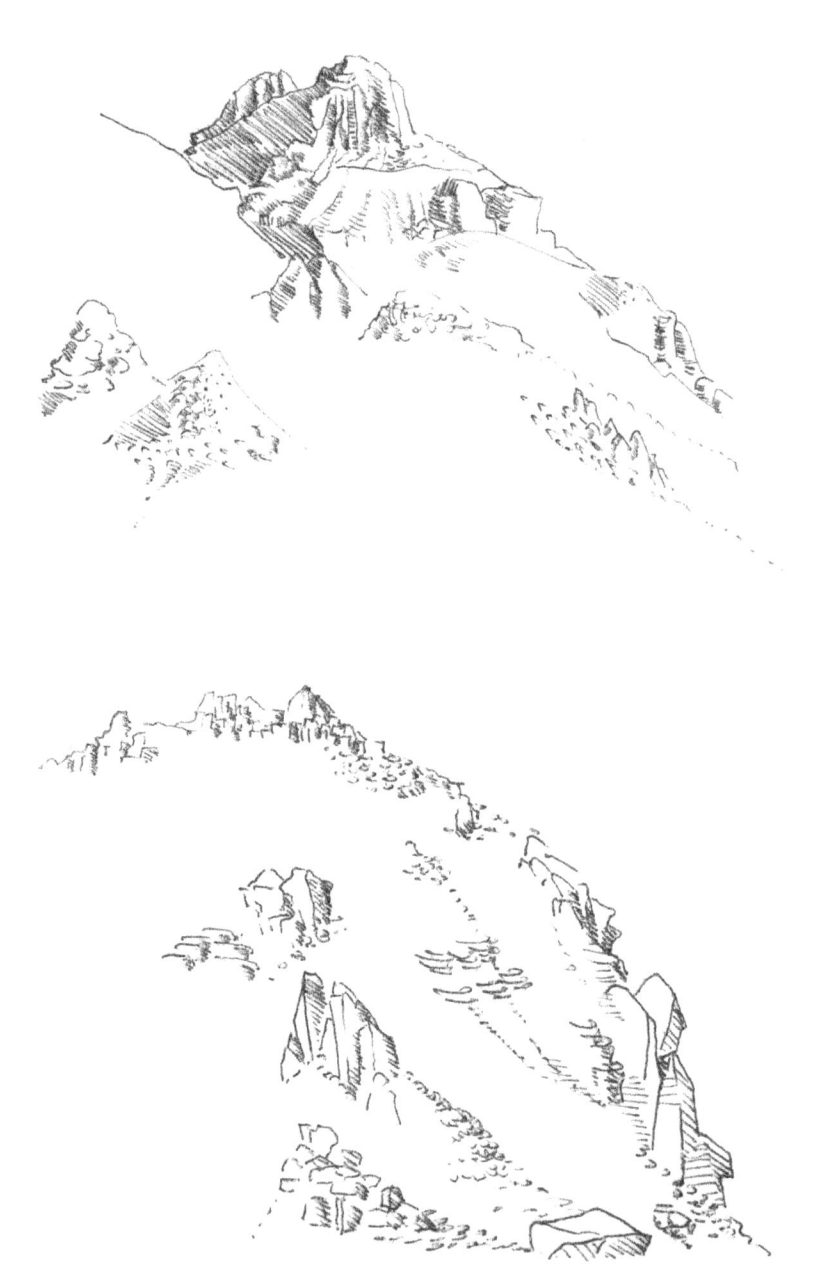

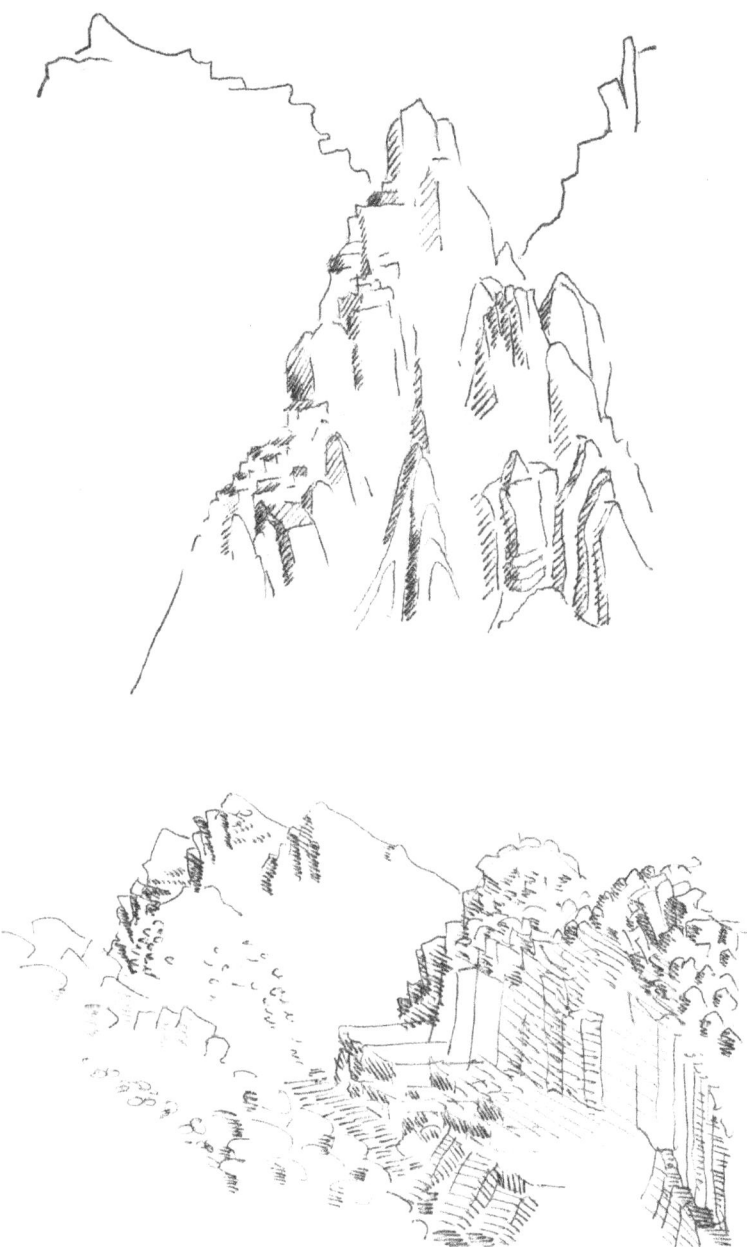

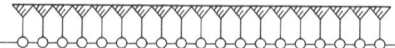

Schwer beschreibbar ist die Schönheit eines Wüstenlagers beim Aufbruch. Alles gerät in eine langsame, ordnungsvolle Bewegung. Eine polyphone Musik im orientalischen Takt des Seins.

Nicht rasten vor dem Ziel, nicht trinken vor der Zeit, nicht reden, sondern handeln und ertragen, was ist wie es ist, ohne zu klagen. In diesem Geist wird ein Tuareg eins mit der Wüste gemäß den alten Regeln. „Matilan ..."-man muss es hinnehmen.

Houche sagt, der schlimmste Feind der Tuareg sei immer die Uneinigkeit der Tuareg gewesen und nicht die Franzosen.

Der Umfang des Wasservorrats ist gleichsam die Länge eines Seiles mit dem ein Nomade an der Wasserstelle festgebunden ist. Dieses Wasser bestimmt den Radius seines Lebensraums. Und wenn es nur eine Wasserstelle gibt, die innerhalb der Erreichbarkeit für Menschen, Ziegen und Schafe liegt, so wird dieser Raum zur Welt und alles außerhalb davon ist unerreichbar. Nur die Kamele durchbrechen die Unüberwindlichkeit der Wasservorratsgrenze. Und nur sie tragen die Menschen zu neuen Inseln innerhalb eines Ozeans aus Sand.

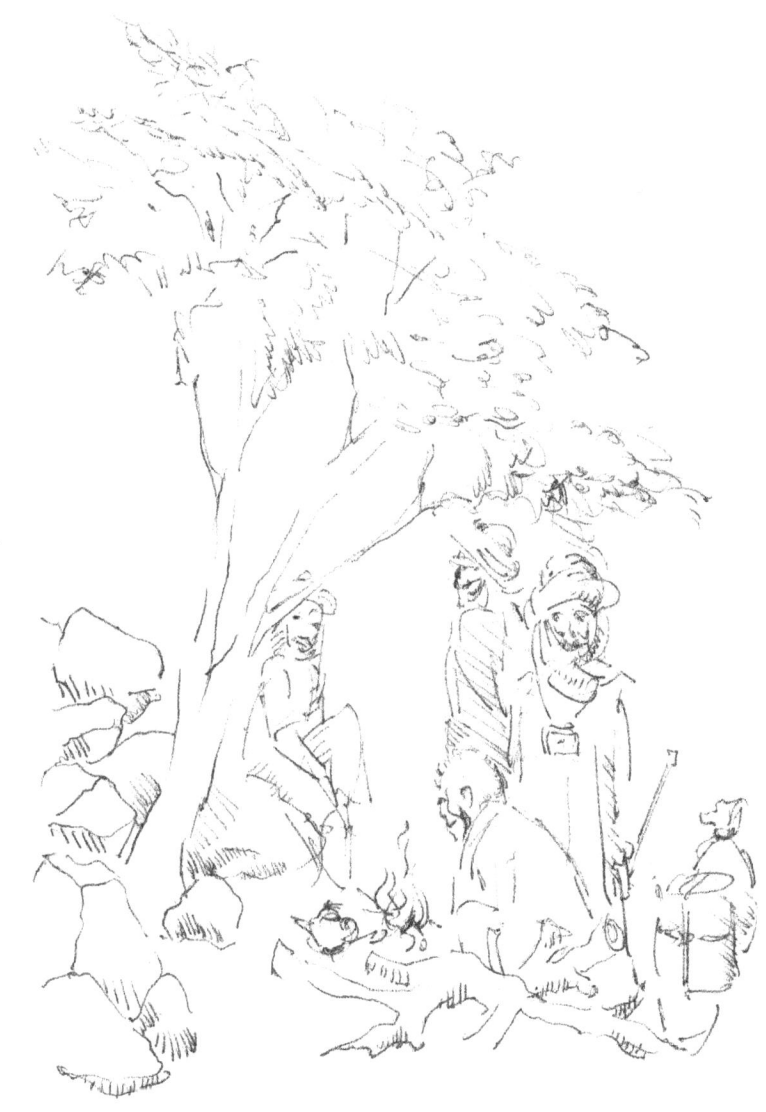

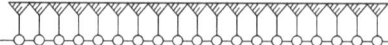

Dort, wo sich eine Mistel in eine Akazie
zerklüftete Narbe, die aussieht wie eine
wenn die Mistel abfällt. Und tiefe Schatt
dieser Narbenblume im ersten und im
Und zauberhaft und lebendig bleibt sie
sie an, wenn die Akazie längst zu Brennh(
Karawane am Weg und die Mistel versu

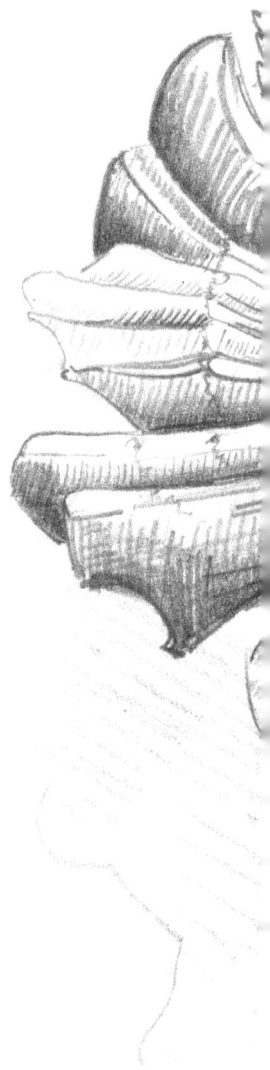

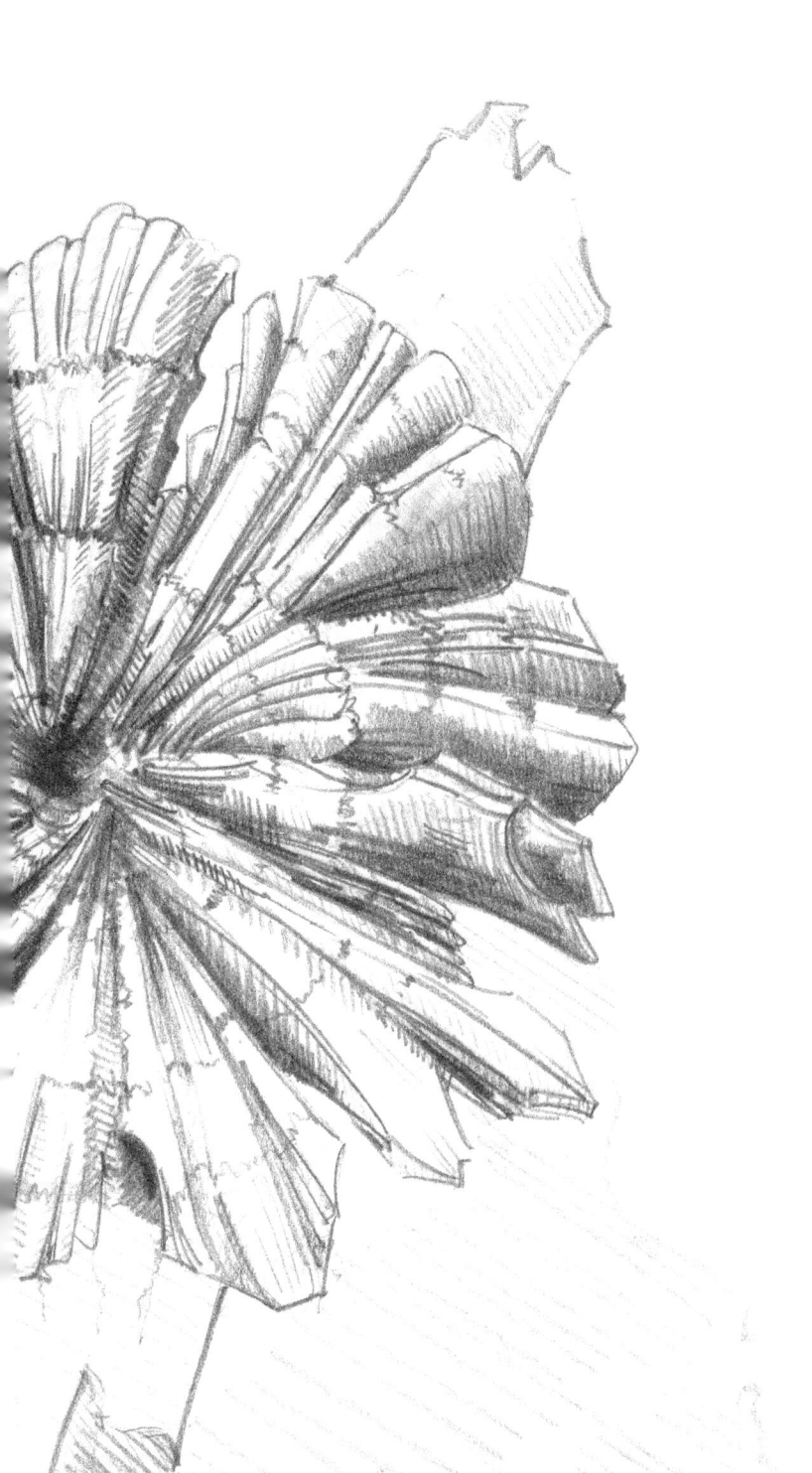

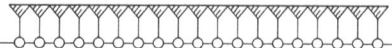

Am Weg durch die Wadis liegen immer wieder einzelne Hütten oder kleine Siedungen mit Ziegen- und Schafherden. Die Männer kommen und begrüßen unsere Führer mit mehreren achtungsvollen Berührungen der offenen Handfläche. Wenn dies einige Male stattgefunden hat, fasst man sich kurz an den Händen. Der ganze Gruß wirkt so, als würde einer die Hand des anderen, kennen lernen, erkunden bevor er sie ergreift.

Die Frauen inmitten ihrer vier oder fünf Kinder – alle zusammen wirken sie wie *ein* Wesen. Unbeeindruckt von den Vorgängen ringsum, ruhend in sich selbst und ohne Furcht vor dem Fremden.

Wenn man ihnen am Weg begegnet, wie sie am Feuer sitzen bei ihrer einfachen Mahlzeit, und man berührt ihre Hände, dann ist es, als würde man den eigenen Arm durch einen Raum von Jahrhunderten ausstrecken. So nah ist mit einem Mal das, wo sie leben, und wir nicht.

Es ist schön, sich hinzusetzen und den Moment der Offenheit und Wärme zu erleben, bis er sich wieder schließt – nicht schroff, nicht weil er Täuschung oder Lüge war, aber dennoch unvermeidlich, weil man Jahrhunderte nicht einfach durchqueren kann mit einer Bewegung des Armes, und auch nicht mit der ganzen Kraft einer Sehnsucht.

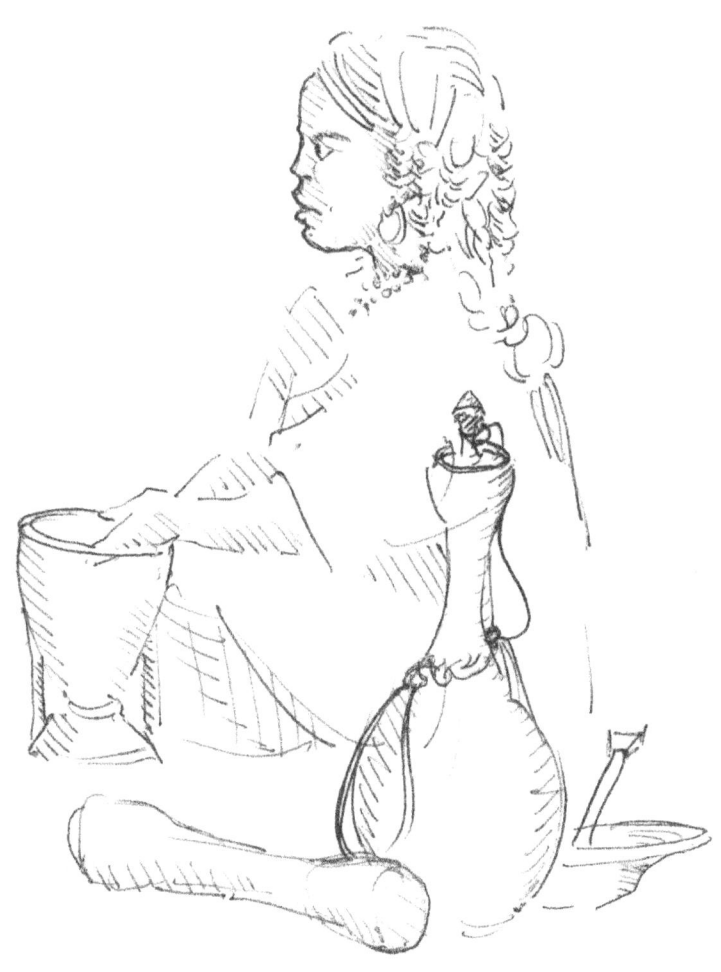

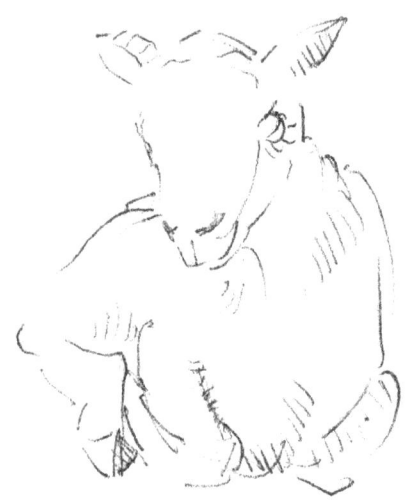

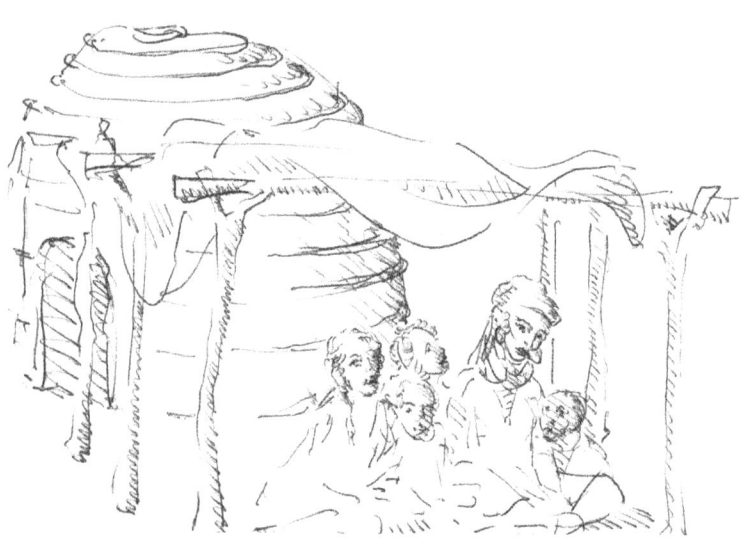

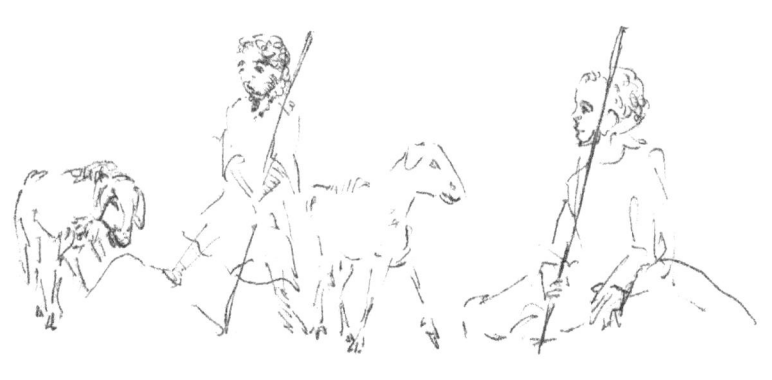
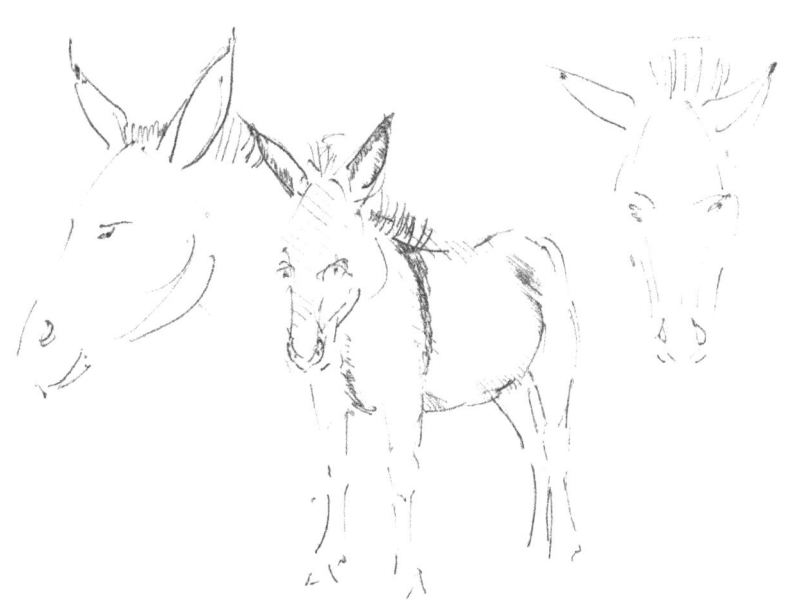

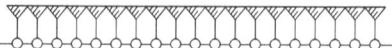

Wie sehr es bereits zu einer Selbstverständlichkeit geworden ist, weibliche Schönheit in ihrem Selbstbewusstsein von Wirkung und Marktwert zu erleben, gleichsam mit ihrem unvermeidlichen Beigeschmack, das wird einem hier bewusst, wo sie ein Teil vom unbedachten Sein ist, und nicht vom Scheinen.

Die Daseinsbedingungen, welche die Natur uns einräumt, können wir nur akzeptieren – Wertvereinbarungen der Menschen können wir annehmen oder ablehnen. Beides hat seinen Preis, aber im Innersten ist es dann keine Preisfrage mehr – und wenn doch, dann ist das Schlimmste eingetreten.

Die Plejaden heißen shat ahad oder die sieben Töchter der Nacht. Sie durchwandern den Himmel in seiner Mitte. In der Abenddämmerung zeigen sie den Weg und wenn sie das Firmament erreicht haben, löst der Führer sie ab. Verschwindet er, so ist das Abendessen fertig. In der Nacht leitet Venus die Karawanen und danach Izalan, ein kleiner Stern, der um Mitternacht untergeht.

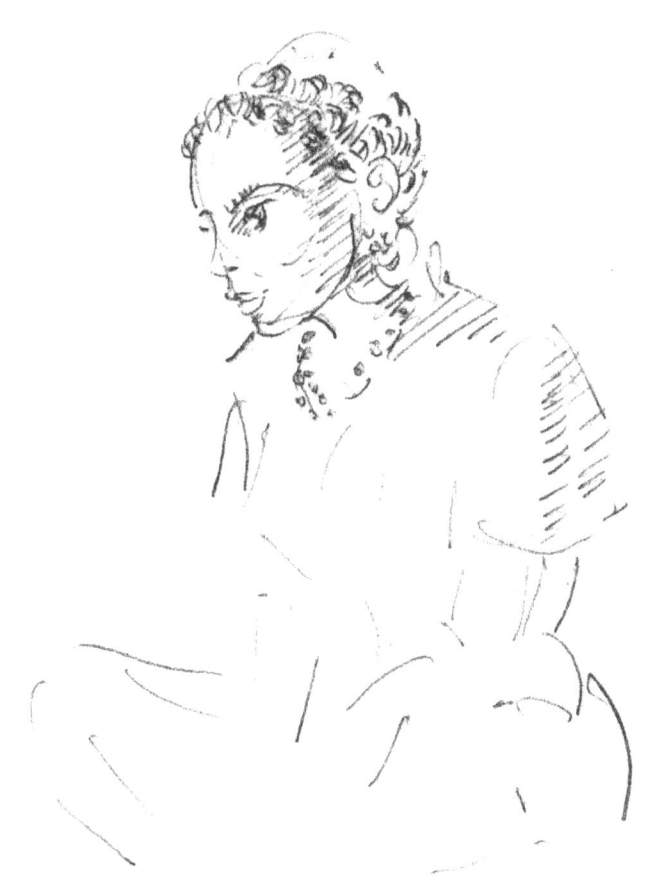

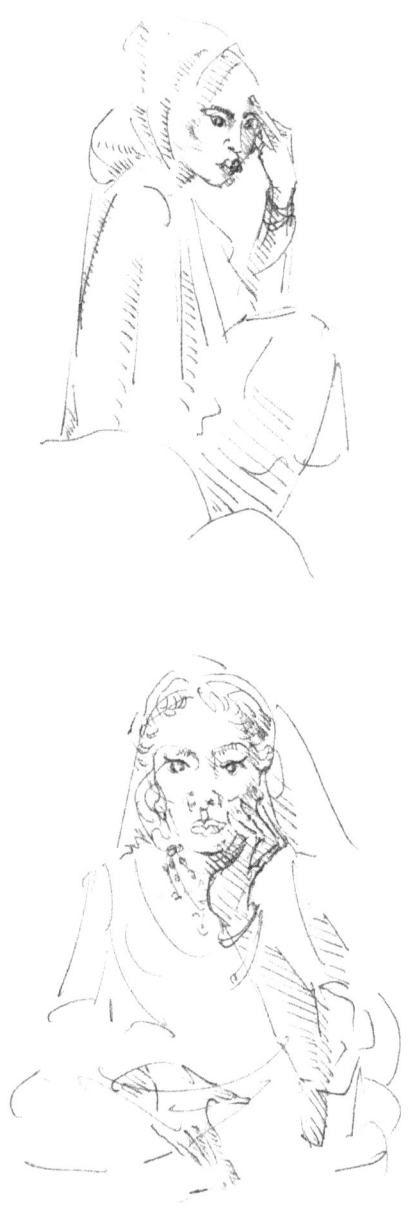

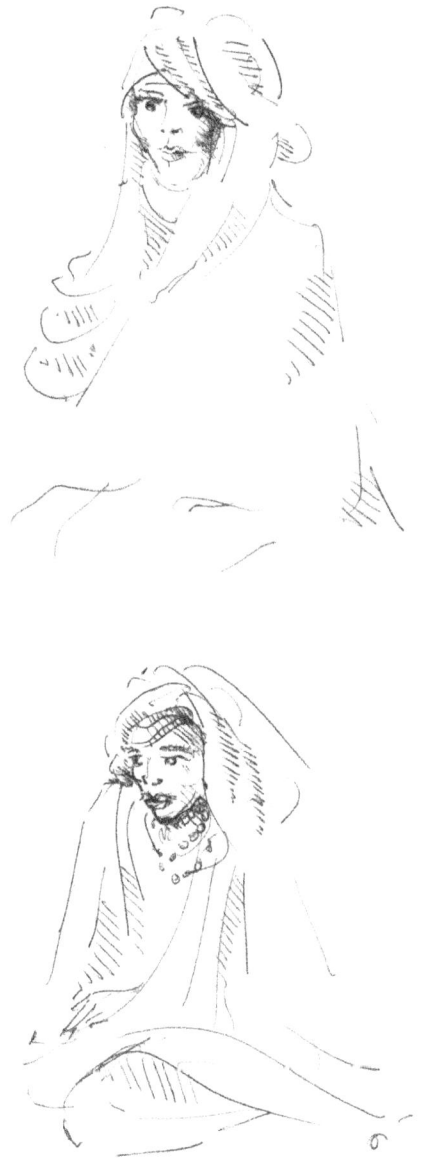

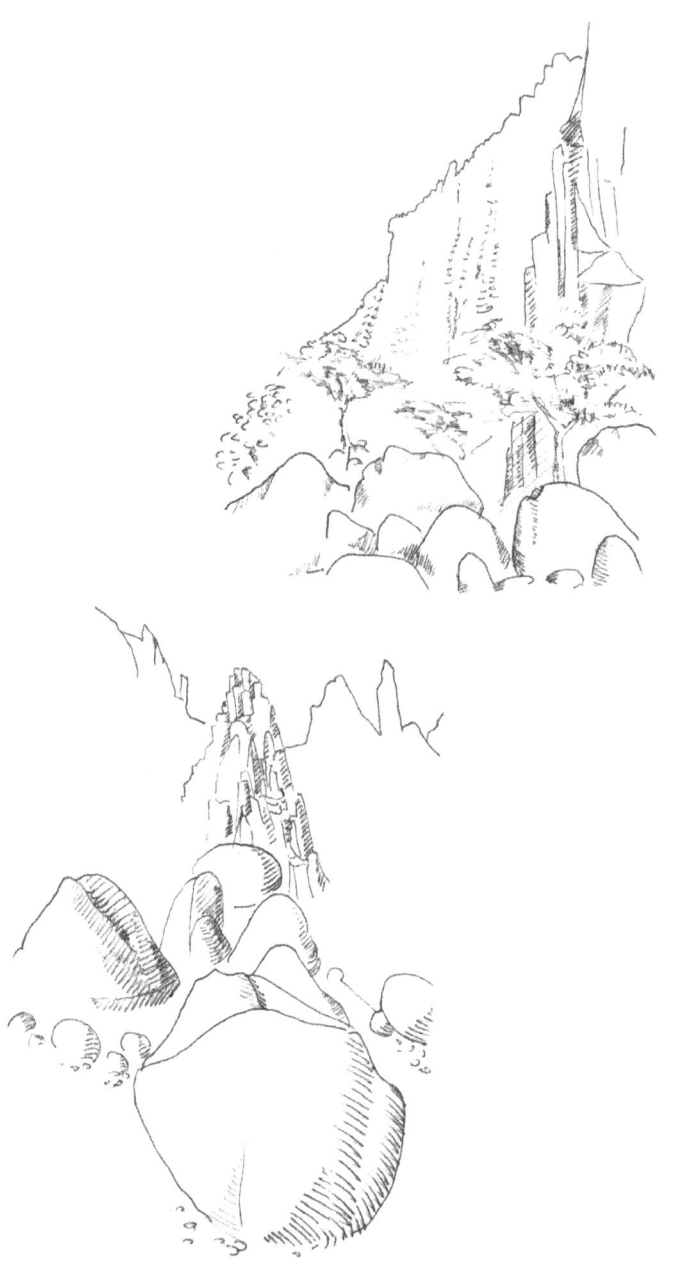

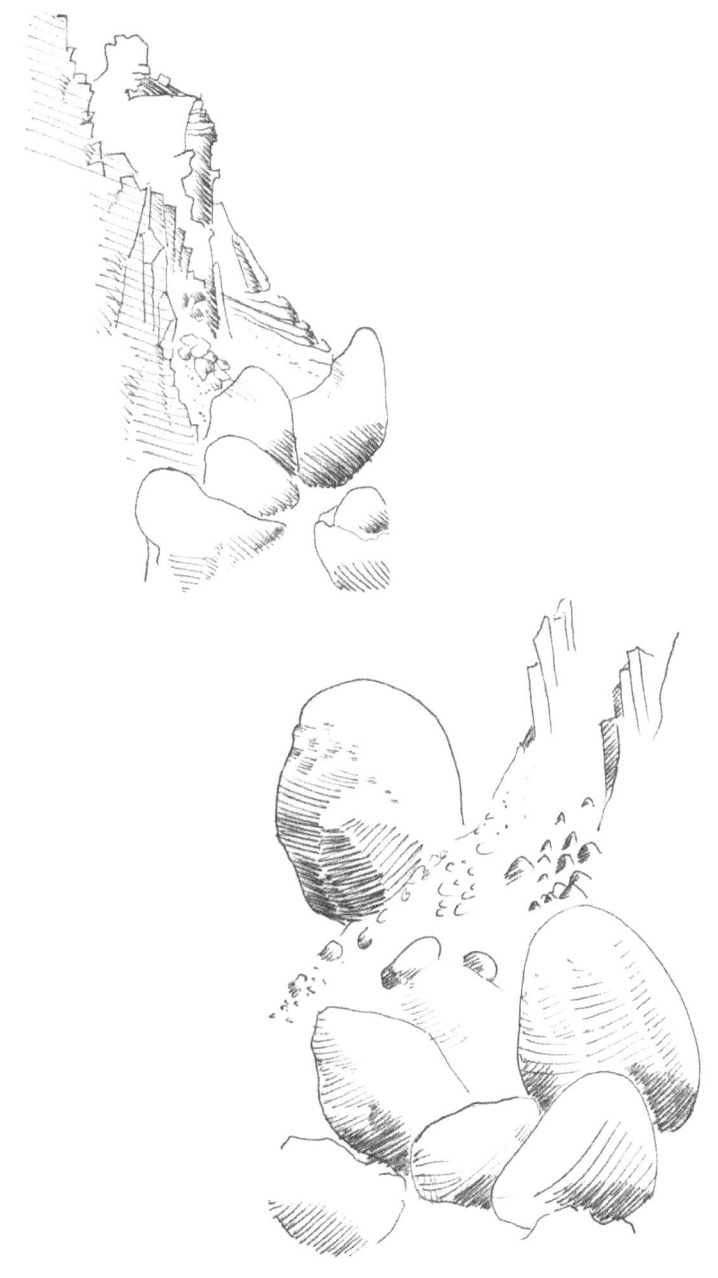

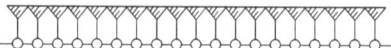

Während der Rastminuten unter Akaziensträuchern hat das Bewusstsein zuweilen eine ungewöhnliche Klarheit und Schärfe. Sie steht in ungewohntem Kontrast zur körperlichen Erschöpfung nach vielen Stunden Marsch über Geröllsteine und rundgeschliffene Felsen, die wie Findlinge in der Sohle der Schlucht liegen, oft 5 und 10 Meter hoch, wie schlafende riesenhafte Nilpferde.

Nicht in jedem Leben bietet sich Gelegenheit zu vollkommenem Vertrauen – und wenn es kommt, so nicht „bei Gelegenheit", sondern als gegenseitiges Höherheben und gemeinsames Ankommen an Scheidewegen, wo man sich wieder gemeinsam zur gleichen Richtung entschließt.

Am Ende eines Tunnels, den man gemeinsam durch einen Berg gräbt, wartet der Tag des Durchbruchs zum Licht. Zu einer Welt, wo Höhe ist und Tiefe, Weite und Größe. Doch was der eine so erlebt, bedeutet für den anderen zuweilen nur Unsicherheit und Angst. Und blickt der eine zurück in den Stollen im Bewusstsein des Gefangen-gewesen-Seins für so lange, so der andere im Bewusstsein verlorener Geborgenheit. Aus einer gemeinsamen Anstrengung sind zwei unvereinbare Wege geworden, und in todtrauriger Betretenheit erheben sich zwei Finger zur erbarmungslosen Schuldzuweisung. Der eine zeigt nach vorne, der andere zurück.

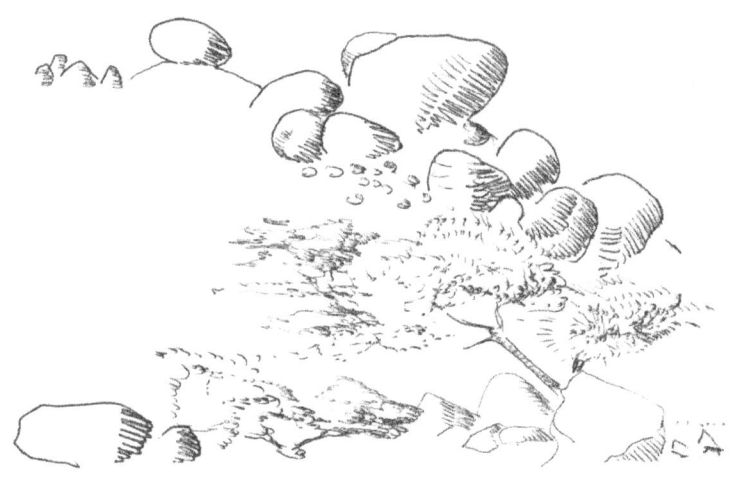

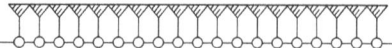

Manchmal ist es nur ein einziges Ereignis, ein Zwischenfall, etwas, das zur rechten Zeit im rechten Maß geschieht, ohne Wollen und oftmals sogar auch ohne Wahrheit, wodurch ein Leben sein Gesicht, selbst seinen Herzschlag ändert – so wie es in der Wüste nach einem langen Regen Blumen, Frösche, aber von Zeit zu Zeit an manchem Ort auch Krokodile gibt (2).

Ab jetzt könnte ich auf die Frage nach Ziel und Zweck meines Weihnachtsausfluges antworten: in die Sahara zum Schwimmen. Ein regelrechter Teich, umgeben von Palmen, Büschen und monströsen Steinblöcken.

Die Wüste macht alles größer – die Vorzüge eines Menschen, und seine Fehler auch. Ist man irgendwo anders ein Narr gewesen, so schmunzelt man danach betreten über sich selber und kratzt sich die Nase.

Hier aber haben Illusionen keinen Platz und ohne klares Urteil, ohne alle Aufmerksamkeit auf das Lebensnotwendige zu konzentrieren, ist kein Leben. Nichts trocknet schneller als Tränen, sagen die Tuareg, denn in der Wüste ist Kummer wie eine schwere Last, die zu rascher Erschöpfung, Krankheit und Tod führt.

Es scheint mir, als fielen hier die Illusionen ab wie getrockneter Lehm von den Beinen, wenn man zuvor durch Morast und Schlamm gewatet ist – aber man verfiele nicht darauf zu sagen, man habe diese Illusionen verloren, sondern man hat wieder reine und trockene Füße.

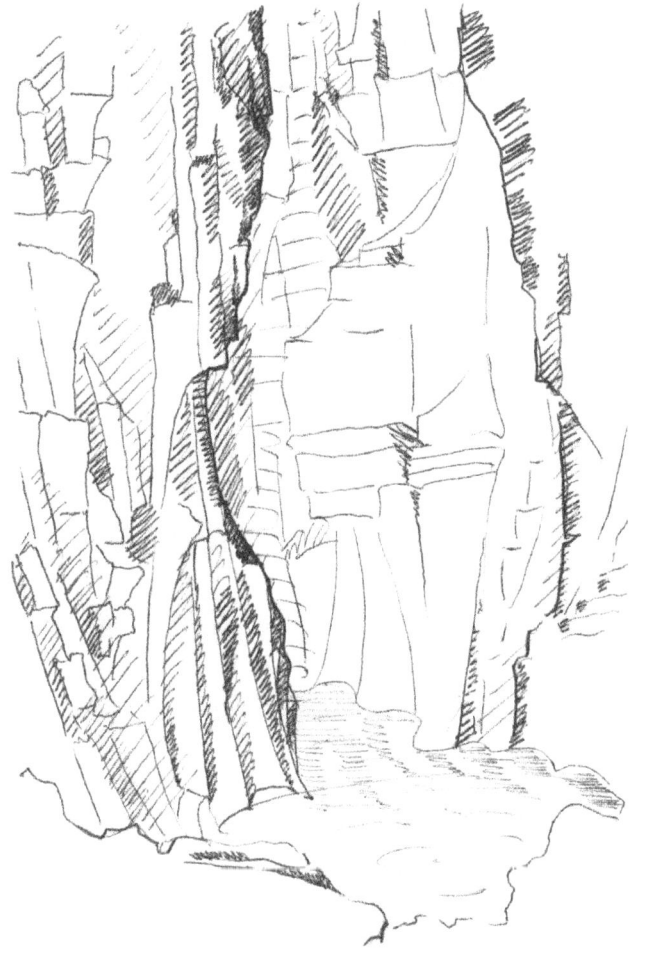

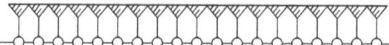

Eine Moschee am Ausgang der Tamgakschlucht und am Rande eines alten Friedhofs. Die Tuareg sagen, sie sei da seit dreihundert Jahren – und das sagen sie immer, wenn etwas sehr alt ist. Denn wahrscheinlich ist diese Moschee schon sehr viel länger da. Eine heimliche Betstätte für die oft verfolgten Moslems. Drinnen hängt eine Koranrolle und ein Gebetsteppich aus Dumpalmenstroh.

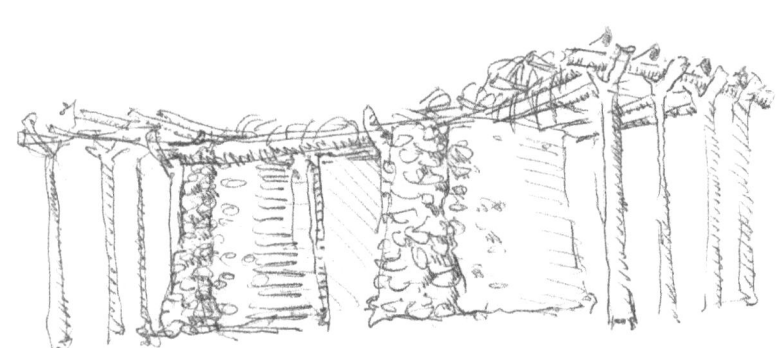

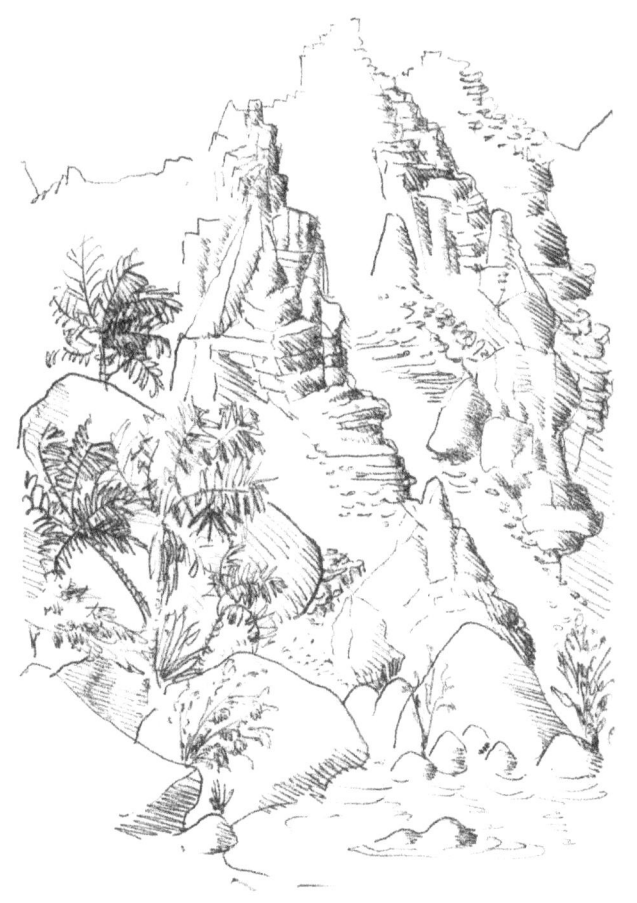

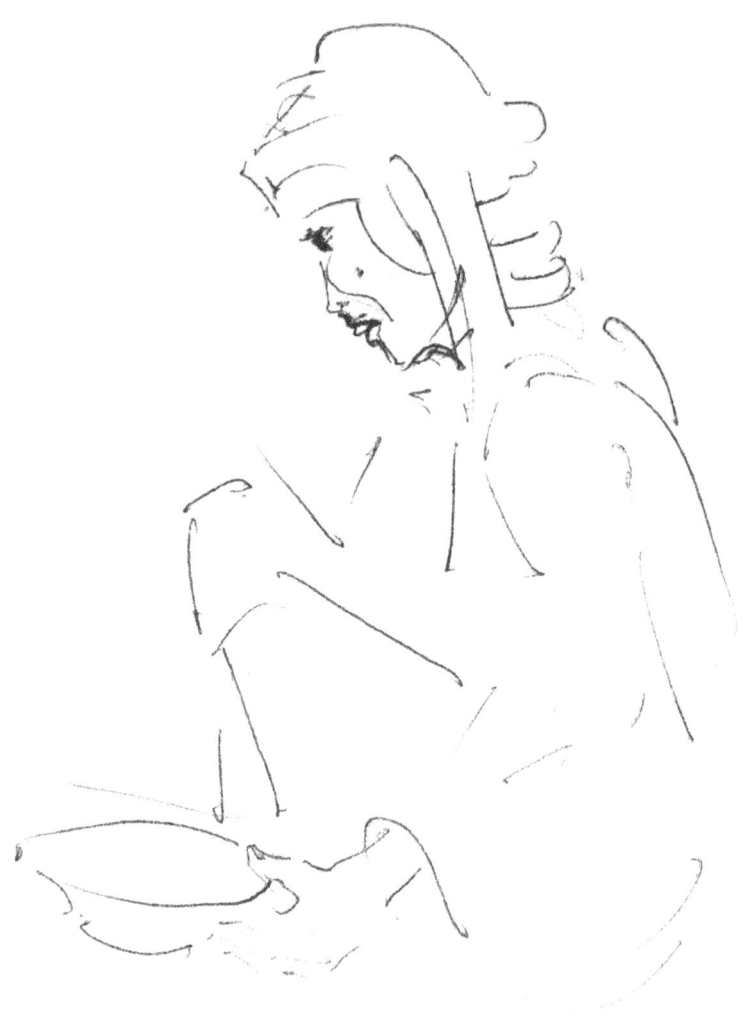

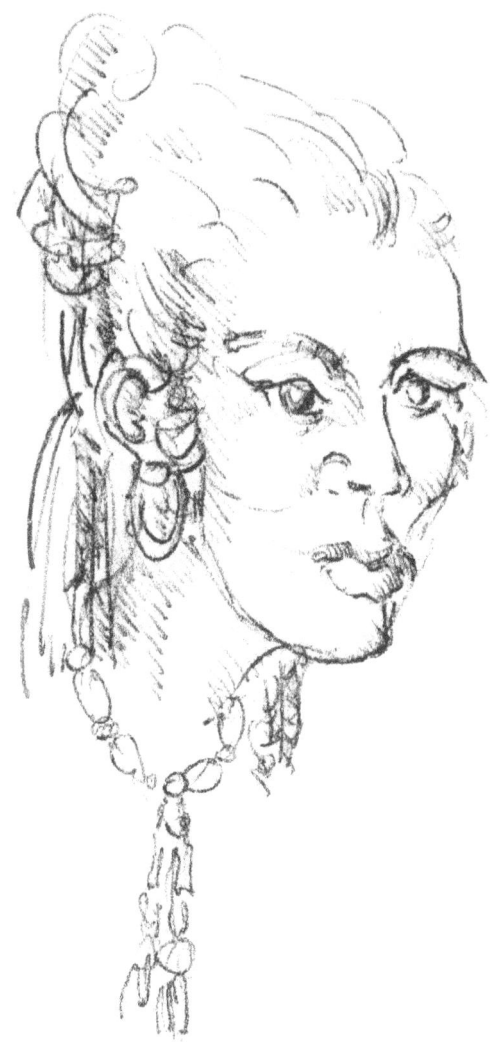

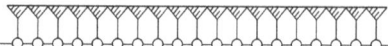

Die Wüste erinnert mich an ein Reagenzglas über einem Bunsenbrenner, die Teilnehmer der Expedition an die chemischen Zutaten, aus denen unter besonderen Umständen ganz kuriose Verbindungen entstehen.

Zwei Männer auf Meharis, schnellen Reitkamelen, kommen vom großen Tuaregfest und kreuzen unseren Weg.

Es hat etwas anhaltend Irreales, Paradoxes, mitten in solch einer Landschaft aus Geröll, Felsen und Sand einen Teich zu sehen und Wasser rauschen zu hören.

Die Tuareg waschen ihre Kleider und bereiten sich darauf vor, mit ihren Kamelen abzurücken. Wir haben unser Ziel erreicht – *Al hamdullilâh.*

Ein Sprichwort der Tuareg sagt, dass ein Nomade immer zum ersten Zeltlager seines Lebens zurückkehren wird, egal wohin er später gegangen sein mag.

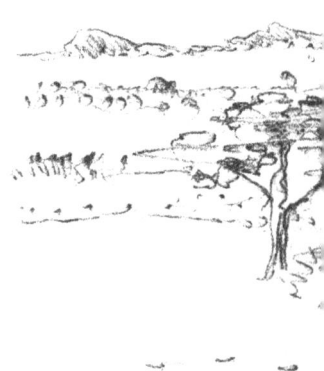

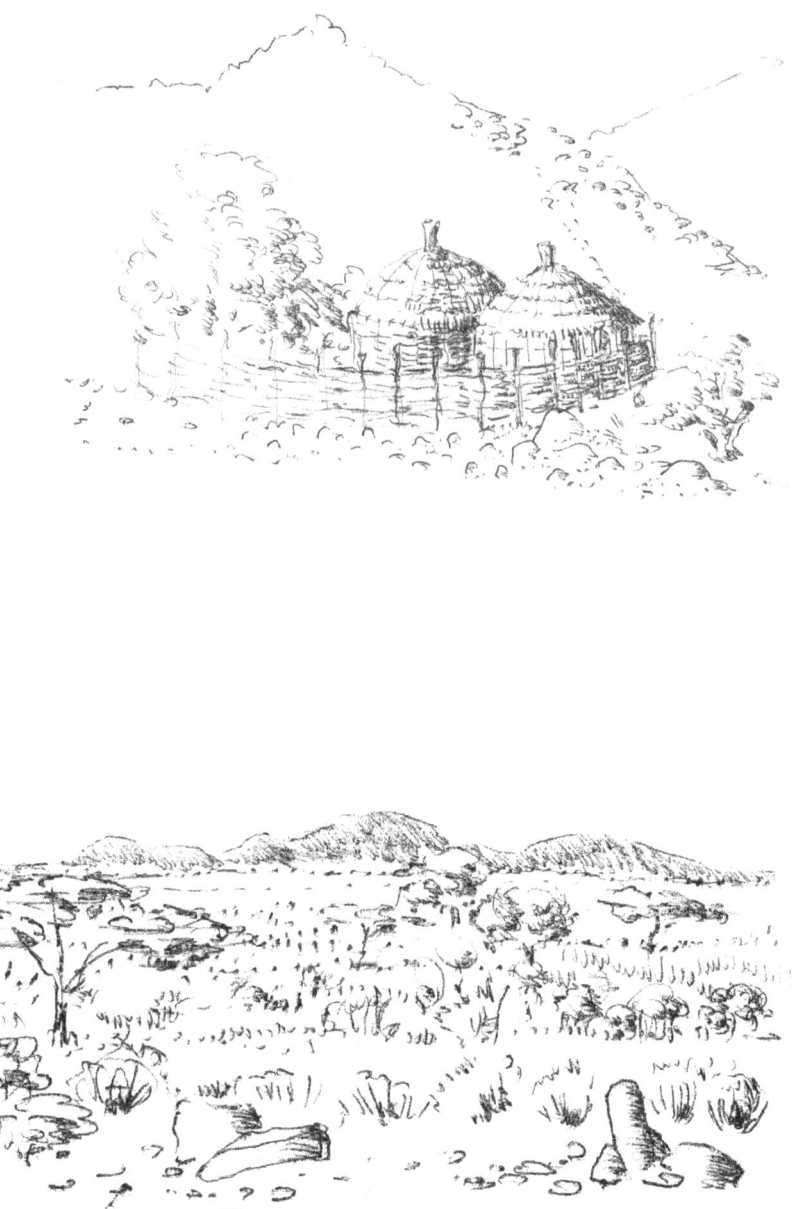

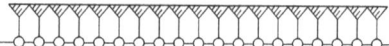

Der Hammam im Thermenbad von Tafadek: Ein kleiner Quaderbau aus Lehm und Stein mit einem Bassin, im Boden eingelassen und groß genug für Drei. Das Becken wird für neue Gäste ausgepumpt und neu gefüllt. Hält man die Beine hinein, so meint man, sie verbrühen. Überwindet man den ersten Moment und setzt sich hinein, so ist es zunächst erträglich, dann angenehm und schließlich wunderbar.

Den grünen Tee gibt's im Sommer mit Minze, jetzt im Winter mit Basilikum.

Militärischer Wegposten auf der Strasse nach Iferouanne. Einer der Soldaten betet nach Mekka, ein anderer, barfuss, kontrolliert die Wagen, während seine Stiefel in einer Ecke stehen und der Lauf seiner MP bei meinem offenen Fenster hereinlacht.

Manche Tuareg sind schwarz, weil man die Schwarzen zu Sklaven nahm, und sie nach und nach zu Freunden und schließlich zu Mitgliedern des Stammes und der Familie geworden sind.

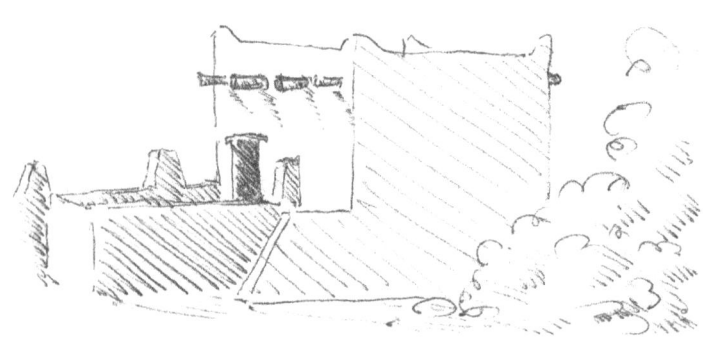

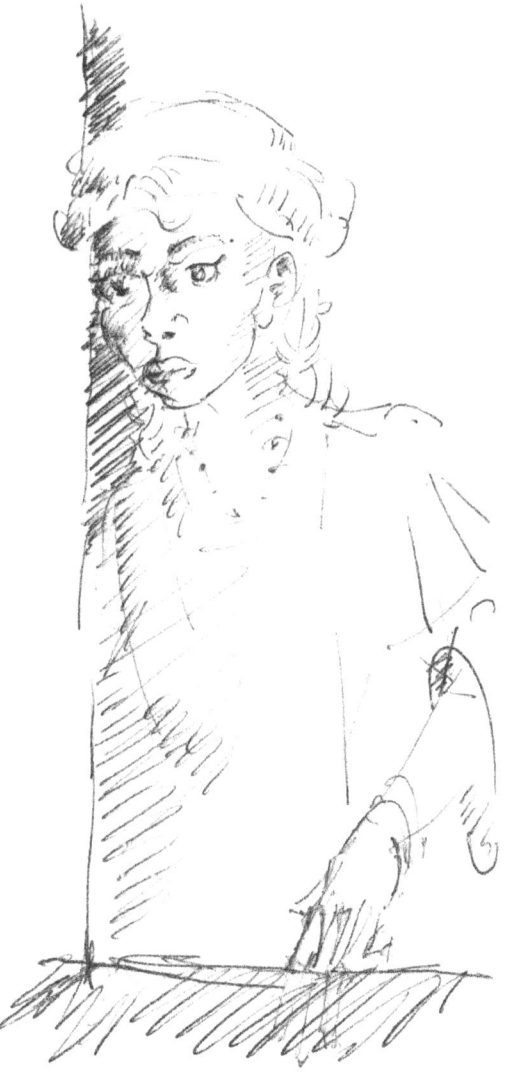

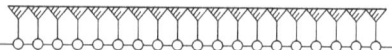

Zurück in Agadez. „Ici resida du 9 au 30 Octobre 1850 se rendant de Tripoli à Kano léxplorateur allemand Heinrich Barth qui fut le premier europeen ayant pénetré à Agadès". (Aufschrift am Haus, das Heinrich Barth* für knapp einen Monat in Agadez bewohnte.)

In Afrika wie überall: Erst kamen die Visionäre. Sie hinterließen oft erschütternde Expeditions- und Leidensberichte, korrigierte Karten und neue Betrachtensweisen und steckten nutzbare Routen ab mit ihrem Mut und ihren Opfern.

Dann folgten die Namenlosen mit großem Reisegepäck, und sie bedienten sich der Wegzeichen der Leidenschaft und Liebe. Und um das, was dann regelmäßig folgte, mit dem schönen Schein zu bedecken, stellt man Gedenktafeln auf, benennt Strassen und Plätze und belebt Schulbücher mit den Namen der Seltenen.

Anfangs Leidenschaft und am Ende Ehre, um das zu bedecken, was dazwischen geschah und geschieht und in endloser Folge schicksalsbestimmend für so vieles war und ist.

---

* Heinrich Barth (1821–1865), deutscher Afrikaforscher. Stand unter der Protektion des Sultans von Agadez und beschrieb sehr einfühlsam das Leben der Tuareg.

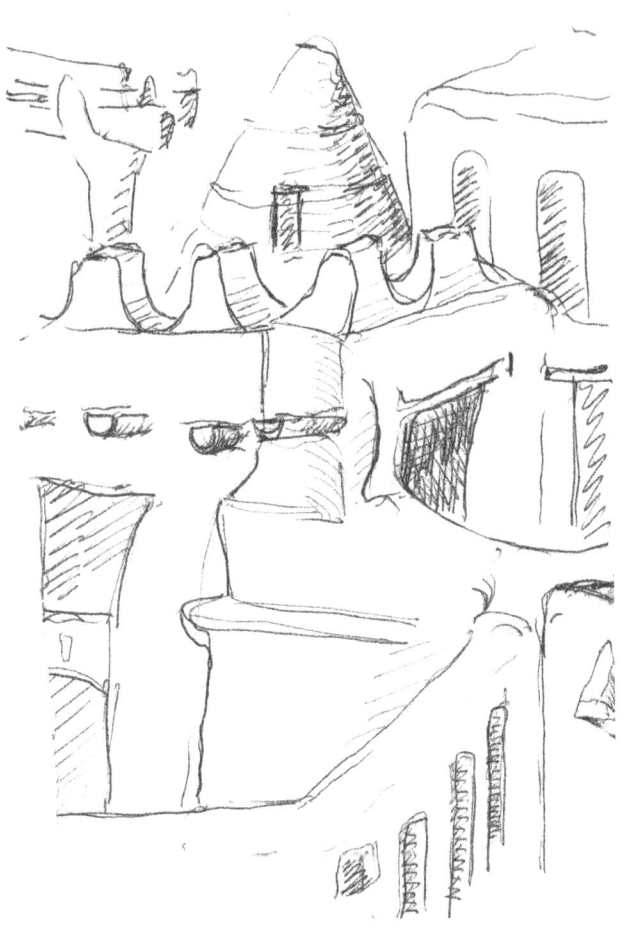

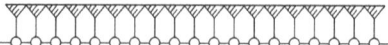

Ein Aïr-Bett. Angeblich ist es durch die besondere Konstruktion seines Gestells recht sicher vor Ungeziefer, das vom Boden empor gelangen möchte. Jedenfalls hat Heinrich Barth hier während seines Aufenthaltes 1850 eines benutzt.

In der Gegend um Agadez sind die Beduinen zumeist Tuareg oder Tubu. Die ansässigen Bororo und Hausa, schwarze Bauern, tragen Gesichtstätowierungen. Die Tuareg sagen, diese Tätowierungen seien wie Nummerntafeln von Autos – man weiß auf einen Blick, woher jemand kommt.

Einer Illusion länger und weiter in ihr Labyrinth gefolgt zu sein, als der Verstand es rät, hat zuweilen überraschend zur Folge, dass man einen Weg voller Entdeckungen beschreitet, die als wertbeständiger Reichtum erhalten bleiben, wenn das einstige Ziel aufgehört hat, eines zu sein.

Etwa so, wie man in Verfolgung einer Fatamorgana auf eine Oase und einen Brunnen stößt, der im letzten Moment das Leben rettet und ein neues Ziel weist.

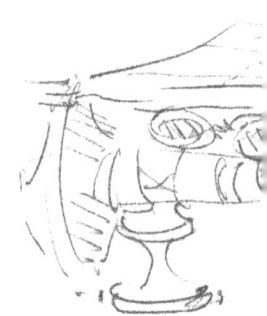

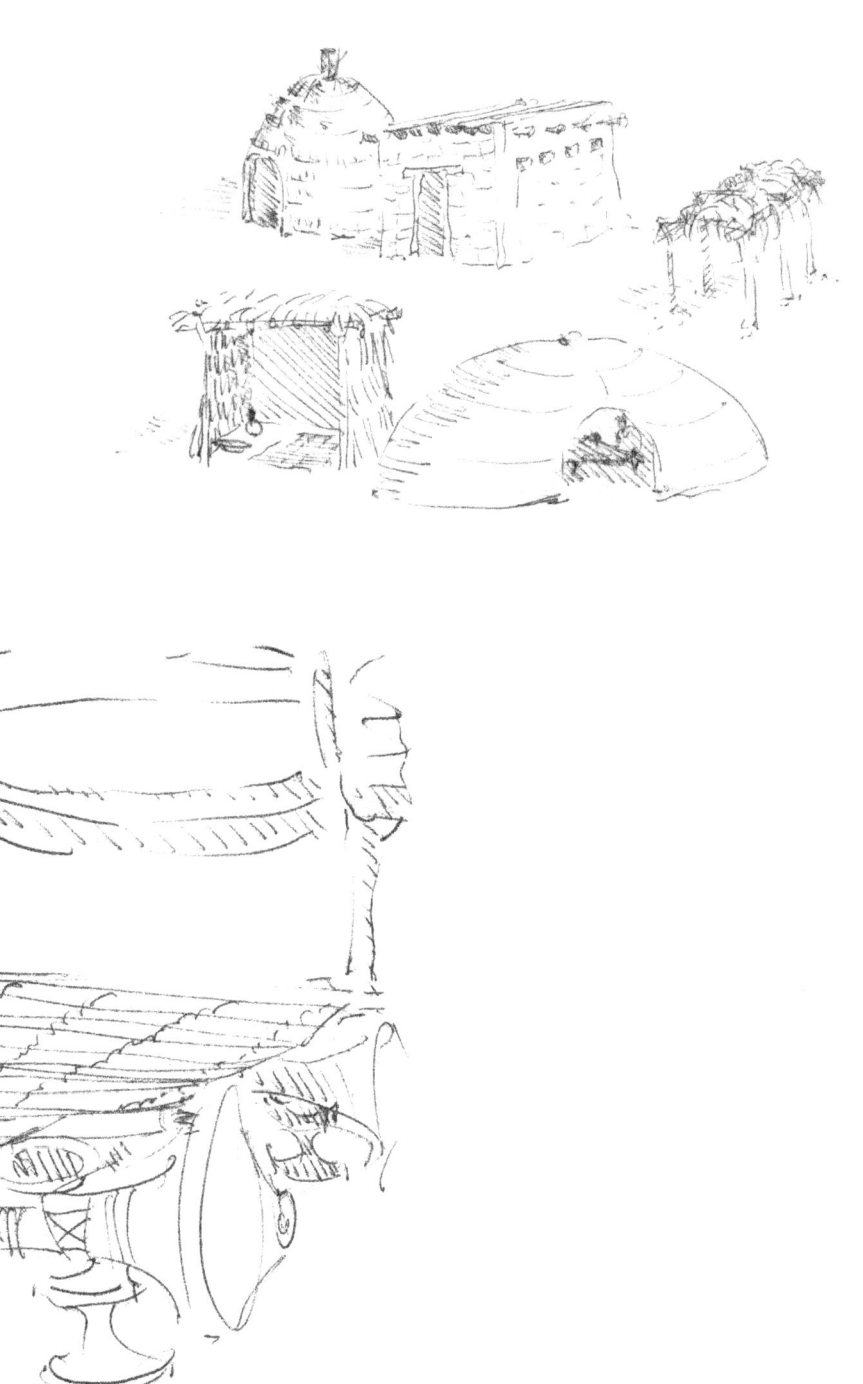

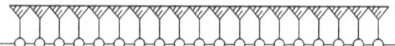

Herzlichkeit oder Höflichkeit. Wer das eine hat, der braucht, wie's scheint, das andere nicht. Sein oder Scheinen – eins von beiden, denn für beides zusammen ist ein Leben offenbar zu kurz.

Jeder Erfolg nach einer Richtung unter Wahrung der eigenen Mitte ist ein Grund zum Feiern und eine berechtigte Hoffnung mehr, das eigene Leben aus der Schale befreit zu haben, anstatt hinter den Schalen anderer Leben das reine Glück zu vermuten.

Wege, die uns aus dem Gewohnten herausführen, schärfen die Sinne und erhöhen die Bereitschaft der Zuwendung zu allem, was uns begegnet.

Daher ist es immer wie ein Aufprall, wenn man mit geschärften Sinnen aus der Wüste auf den Lärm trifft.

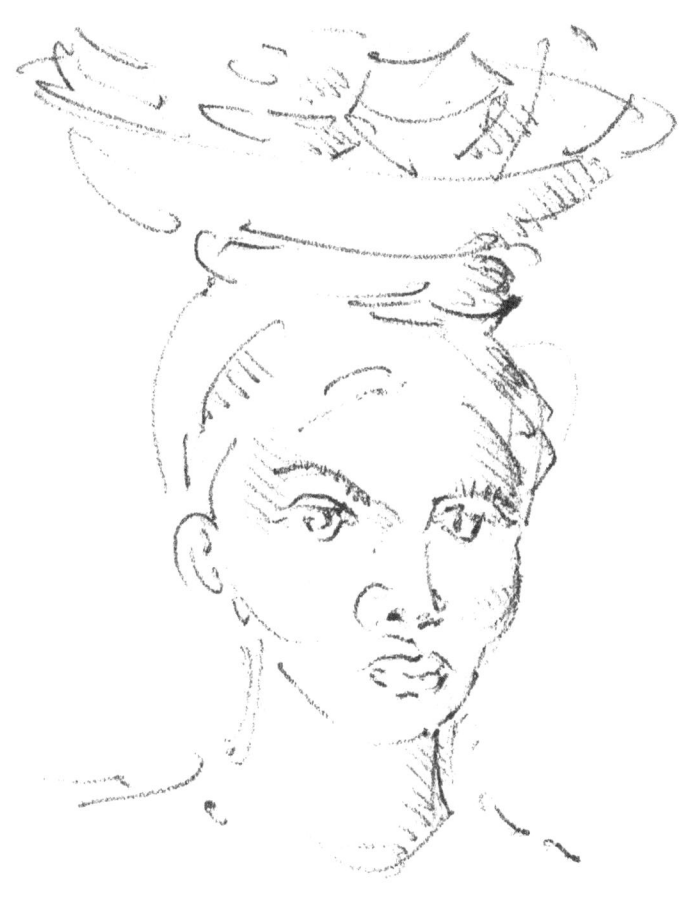

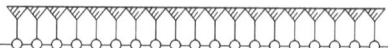

Aus allen Häusern führt ein Unratbächlein zum Straßenrand. Überall liegt Plastikabfall in mehreren Schichten und dazwischen Fliegen über Fliegen. Am allgemeinen Marktplatz große Berge von Brennholz und kleine Säckchen mit Kohlenstaub zum Teekochen, profillose Reservereifen und Mopedgemisch in alten Whiskeyflaschen. Sandstaubwolken auf den Strassen und schöne Gesichter überall.
Né vers 1962 steht im Personalausweis eines Händlers. Am Markt Männer, die an mechanisch fußbetriebenen Nähmaschinen Kleider in leuchtenden Farben fertigen. Salzkuchen aus Bilma und T-Shirts mit Sadam Hussein und Che Guevara.
Ein junger Bursche, der sich auf allen Vieren durch die Wartehalle am Flughafen schleppt und vermutlich eine Poliomyelitis hatte, verstümmelte Kinder und Jugendliche, die betteln.

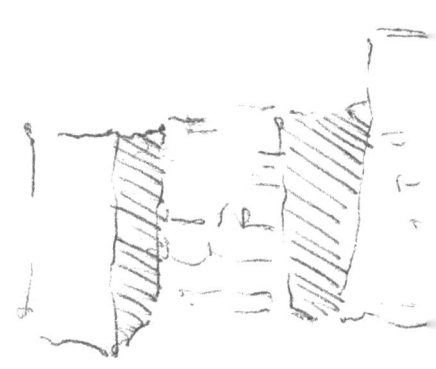

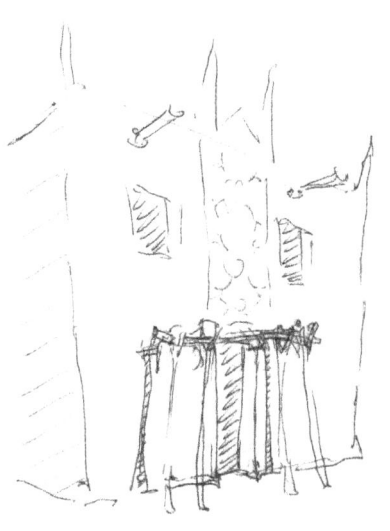

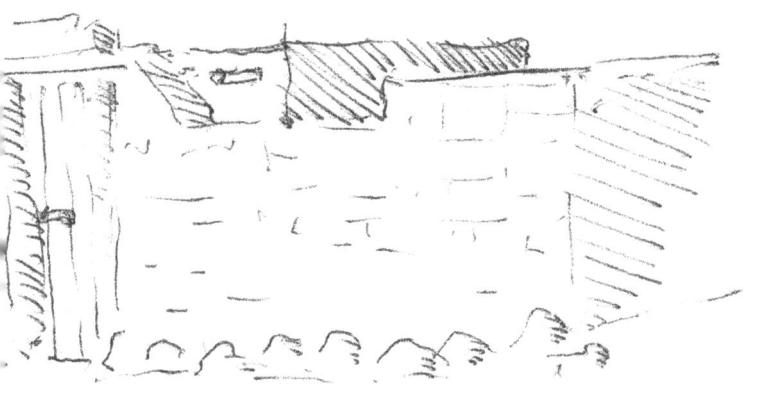

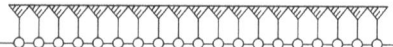

Der Markt von Agadez ist wie ein Urwald. Finster, faszinierend und voller lauernder Raubtiere, die auf ihren Moment warten. Die Moschee ist 700 Jahre alt.

Um 4.45 Uhr Lautsprechermonologe mit Gesang – fast etwas wie Vertrautheit im kollektiven Erwachen nach den Tagen in der Wildnis.
Heute ist Schlachtmarkt in Agadez, und um 7 Uhr früh hängen unzählige gehäutete Schafe und Ziegen in der Markthalle. Ringsum Berge aus Klauen, Fellen und Köpfen von Ziegen und Schafen, und draußen an der Breitwand der Halle stehen festgebunden ein Kamel mit mattem Fell und Schaum vor dem Maul, ein zerzauster Ziegenbock mit gebrochenem Bein und ein paar Rinder mit zusammengesunkenem Fetthöcker und bedeckt von Fliegen – so sieht hier das Schlachtvieh aus.

Das Krankenhaus von Agadez ist das einzige in einem Gebiet größer als Frankreich und die Zustände dort unbeschreiblich. Eine mobile Krankenversorgung entlang der Nomadenwege gibt es nicht – aber wie nötig sie wäre, weiß man schon nach ein paar Tagen hier.

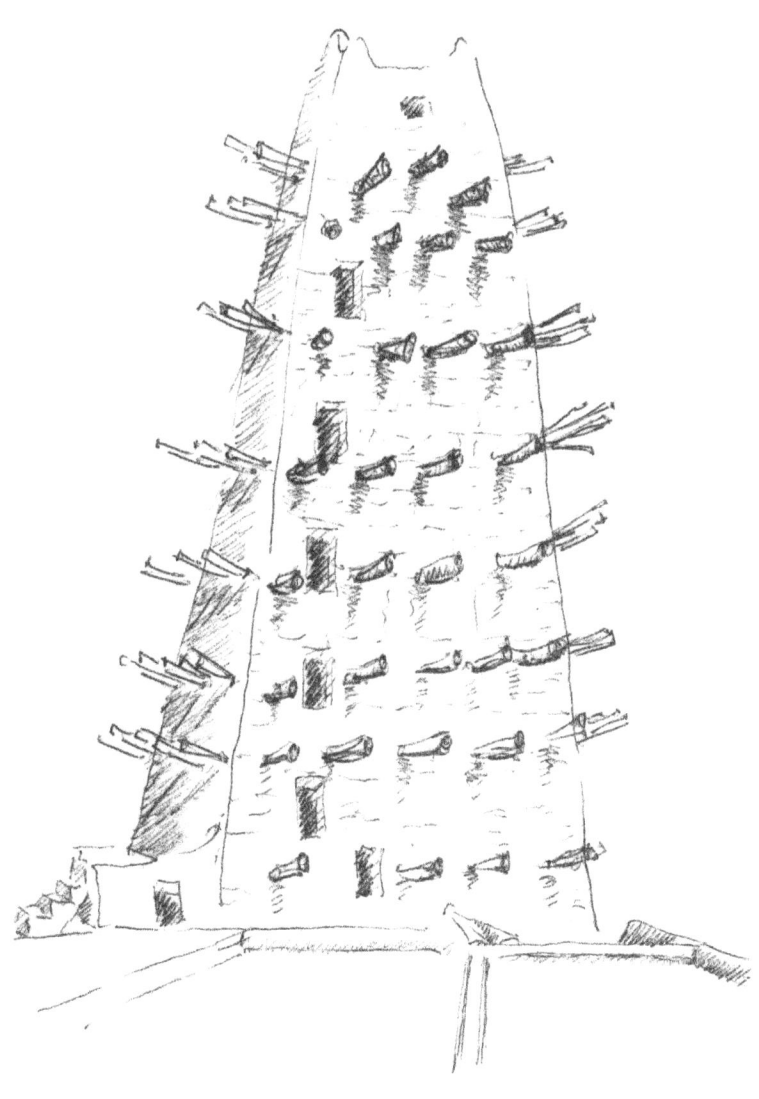

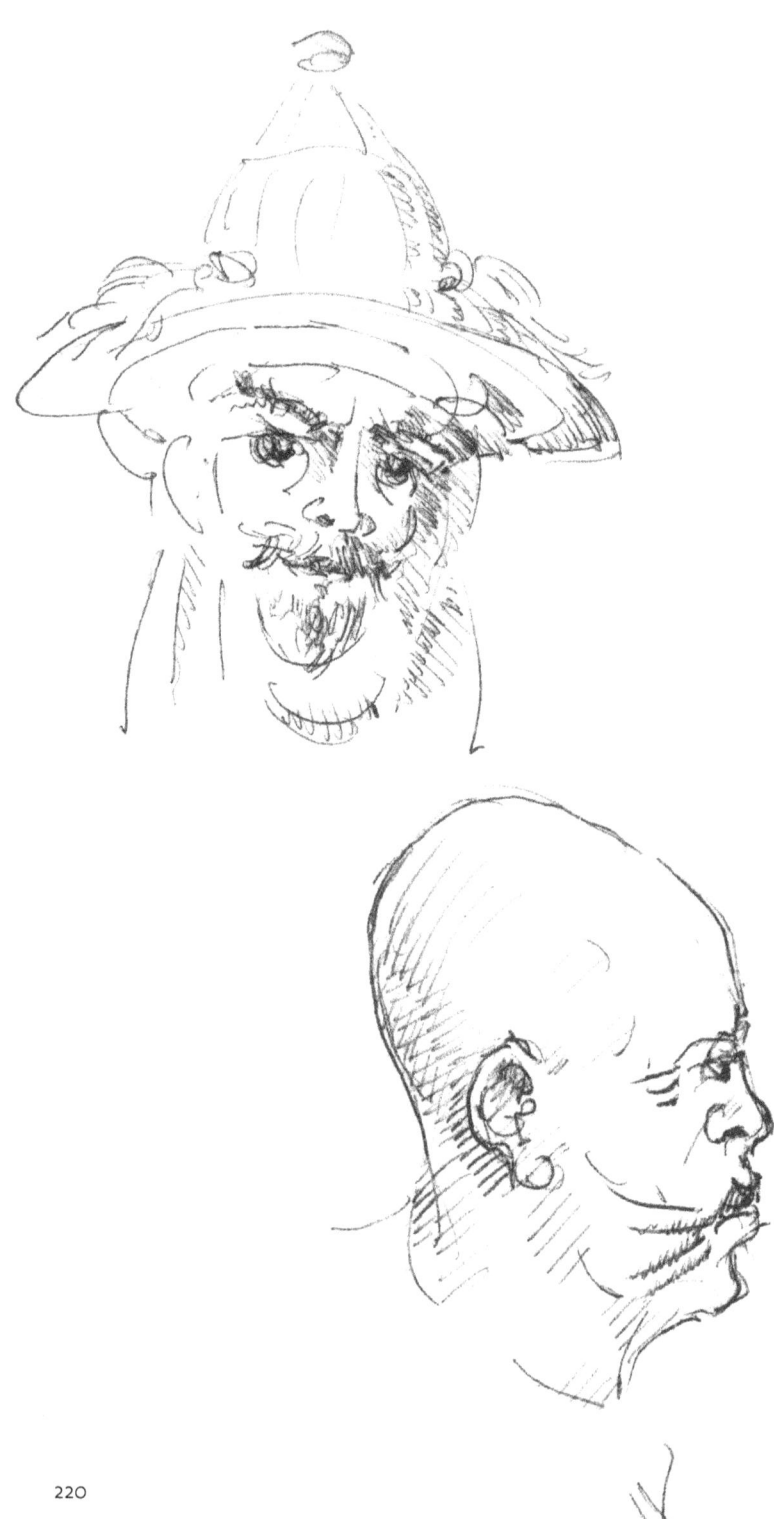

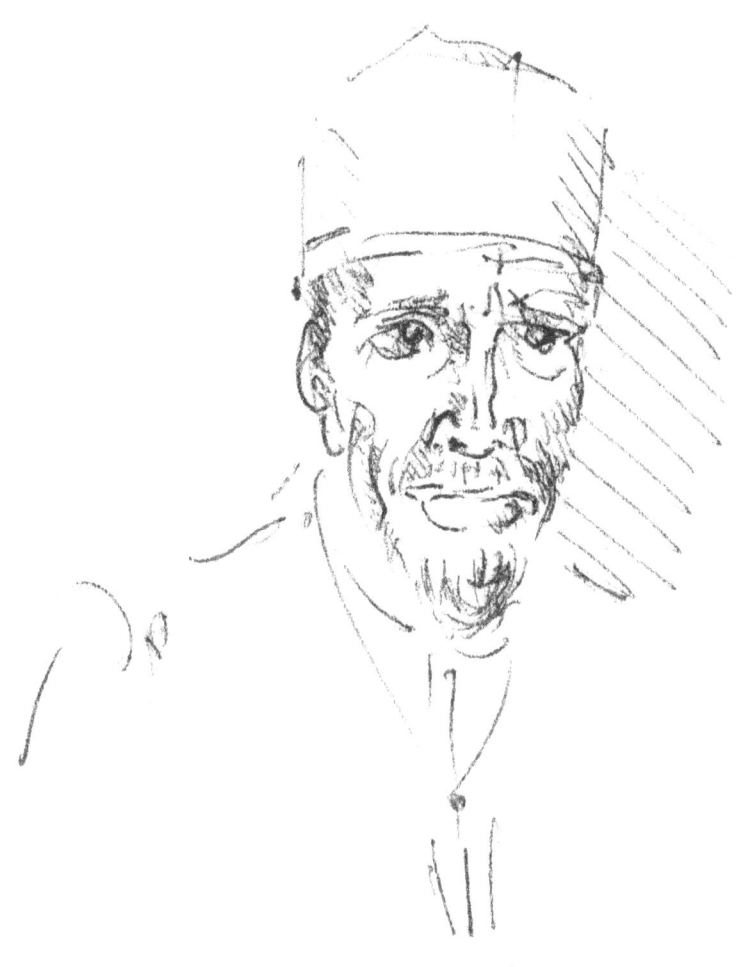

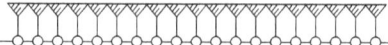

Agadez bei der Abreise: Eine Landepiste mit Hangar und Wartehalle, und am Rand der Rollbahn ein einsamer Doppeldecker.
Unsere Glücksspirale funktioniert wie der Antrieb dieses alten Flugzeugs:
Man muss den Propeller einige Male anwerfen, bis der Motor die nötige Kompression aufgebaut hat, anspringt und uns emporschraubt in den Himmel. Manchmal können wir ihn nicht in Gang setzen, weil nur *ein* einsamer, zaghafter Versuch war, den Propeller anzuwerfen. Und ebenso oft erklären wir fälschlich zu Urhebern unseres vagen Glücks jene, die den Propeller in Bewegung gesetzt haben, weil sie zufällig kamen zur rechten Zeit, zur letzten und entscheidenden Umdrehung nach langer, unbedankter Vorarbeit.
Solange wir unsere Glücksspirale haben, kann sie immer wieder in Gang gesetzt werden – wenn wir nur wissen, dass sie wie ein alter Doppeldecker funktioniert, und wenn wir Geduld und Ausdauer haben, mit ihr und mit uns selbst.
Ma'a as-salâma inn shâ'a allâh! Auf Wiedersehen, wenn es so sein soll.

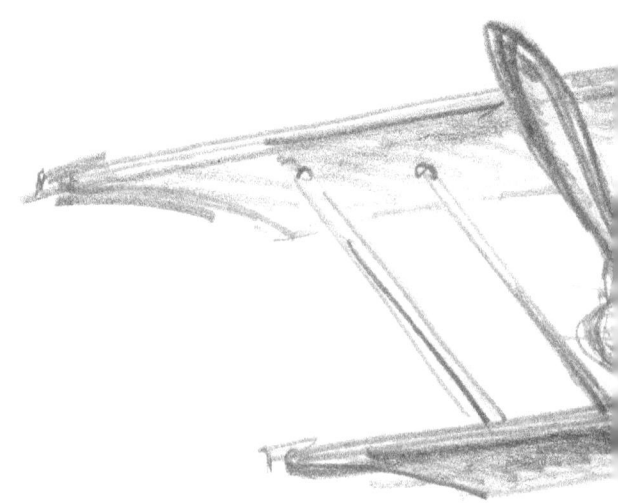

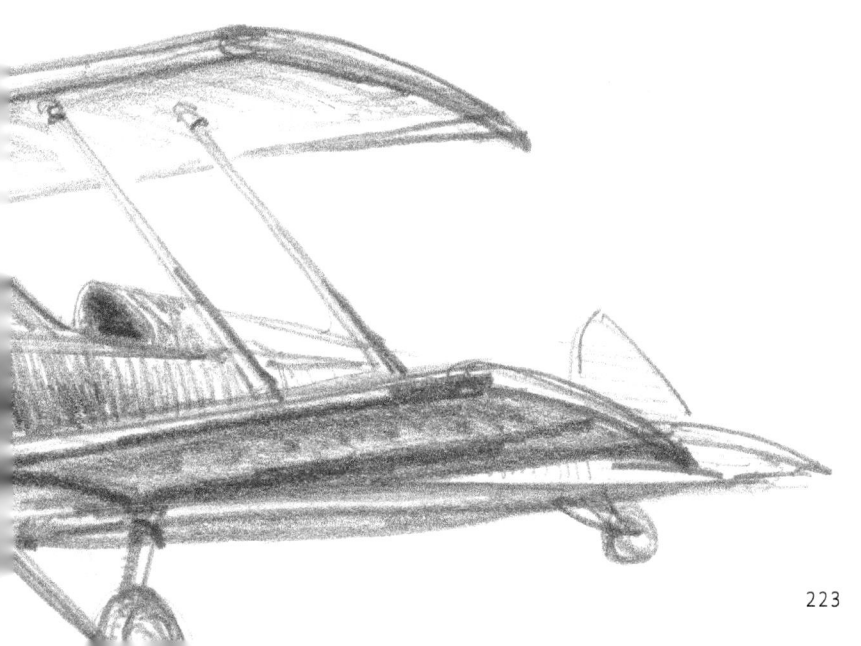

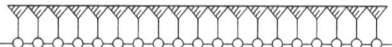

Paris am Sonntagvormittag: Es ist wieder die Welt der vertrauten Geräusche, das gemächliche Rumoren eines leicht verschlafenen arbeitsfreien Wintertages mit seinen kleinen Vormittagsfreuden. Noch vereinzelt Neujahrswünsche zwischen Stammgästen und dem Patron, und der Wüstensand in den Jackentaschen fühlt sich mit einem Mal seltsam fremd an zwischen den Fingern.

Der Friedhof von Mont Martre – ein Résumé des Lebens, damals so wie jetzt: Die großen und pompösen Mausoleen gehören jenen, die im nachhinein keiner mehr kennt.

Literatur

1. Schmidbauer M (2004) Der gitterlose Käfig. Wie unser Gehirn die Realität erschafft. Springer, Wien New York
2. Lueger K (2005) Weit in die Wüste. Eigenverlag Karl Lueger in Zusammenarbeit mit dem Weishauptverlag
3. Dayak M (2001) Die Tuareg - Tragödie. Horlemann Verlag
4. Dayak M (1998) Geboren mit Sand in den Augen. Unionsverlag

Springer Neurologie

Manfred Schmidbauer

Der gitterlose Käfig
Wie unser Gehirn die Realität erschafft

2004. X, 185 Seiten. 26 Abbildungen.
Broschiert **EUR 24,80**, sFr 42,50
ISBN 3-211-20319-2

Der Autor entwickelt ein anatomisch und neurophysiologisch orientiertes Verständnis für Gefühle, für die Sexualität, für die trügerische Gewissheit von Erinnerung und die Scheinkompetenz der Sprache, aber auch für die Erstarrungstendenzen unseres rationalen Planens und Verhaltens. Aus dieser Perspektive auf das Leben in Gesundheit und Krankheit zu blicken bedeutet, das eigene Gehirn und seine Funktionen näher kennen zu lernen und dabei festzustellen, dass dieses Gehirn virtuelle Grenzen – einen gitterlosen Käfig – um unseren Lebensraum, die so echt wirken, dass man nie auf die Idee käme, sie in eine neue Freiheit zu überschreiten.

Das kreative Netzwerk
Wie unser Gehirn in Bildern spricht

2004. VIII, 215 Seiten. 50 Abbildungen.
Broschiert **EUR 29,80**, sFr 51,–
ISBN 3-211-20834-8

Bildliches Gestalten aktiviert Einzelfunktionen, die bei Gehirnerkrankungen beeinträchtigt oder sichtbarer Ausdruck solcher Störungen sind. Damit können Zeichnen und Malen wertvolle Elemente der neurologischen Diagnostik und Rehabilitation sein. Das Buch enthält keine Definition von Kunst und die Arbeiten neurologischer Patienten werden nicht als Kunst gesehen. Vielmehr zeigt der Autor die zerebralen Mechanismen, die in ihrem Zusammenwirken zu dieser menschenspezifischen Leistung führen. Ausgewählte Beispiele veranschaulichen die Auswirkung von organischen Hirnerkrankungen auf das „Funktionsorchester" bildnerischen Gestaltens.

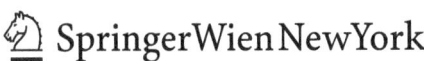

SpringerWien NewYork

P.O. Box 89, Sachsenplatz 4–6, 1201 Wien, Österreich, Fax +43.1.330 24 26, books@springer.at, **springer.at**
Haberstraße 7, 69126 Heidelberg, Deutschland, Fax +49.6221.345-4229, SDC-bookorder@springer.com
P.O. Box 2485, Secaucus, NJ 07096-2485, USA, Fax +1.201.348-4505, service@springer-ny.com
Preisänderungen und Irrtümer vorbehalten.

Springer Neurologie

Manfred Schmidbauer

Der Nerventurm

Eine neurologische Zeitreise

2006. XIII, 277 Seiten.
Gebunden **EUR 29,80**, sFr 51,–
ISBN 3-211-25288-6

Manfred Schmidbauer zeigt die Entwicklungslinien und die Wege der Neurologie von der Neuzeit bis in die Gegenwart und zwar nicht als chronologische Prozession, sondern als Etappen mit rasanten Fortschritten, Rückschritten, Stillständen und Irrwegen in einem Spannungsfeld zwischen Tradition, Erfahrung, Soziologie, Theorie und Behandlungspraxis einer gegebenen Epoche.

Der fiktive Erzähler vermittelt als neurologischer Patient und Arzt in einer Person zwischen Neurologie, Kulturgeschichte und praktischer Lebenserfahrung. Seine Mitpatienten sind die Basis für die vielen Fallbeschreibungen, die den Kranken ins Blickfeld rücken und zeigen, dass hinter jeder Erkrankung trotz aller Klassifikationen ein individuelles Leiden steht.

Dieses Buch zeigt die neurologischen Krankheiten der Gegenwart als das, was sie trotz aller Fortschritte geblieben sind: Eine leidvolle Auseinandersetzung zwischen einer Störung des Nervensystems und der geistigen, emotionalen und sozialen Kompetenz des Patienten und seines Umfeldes.

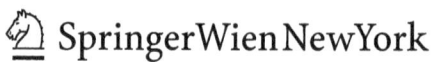

SpringerWienNewYork

P.O. Box 89, Sachsenplatz 4–6, 1201 Wien, Österreich, Fax +43.1.330 24 26, books@springer.at, **springer.at**
Haberstraße 7, 69126 Heidelberg, Deutschland, Fax +49.6221.345-4229, SDC-bookorder@springer.com
P.O. Box 2485, Secaucus, NJ 07096-2485, USA, Fax +1.201.348-4505, service@springer-ny.com
Preisänderungen und Irrtümer vorbehalten.

GPSR Compliance

The European Union's (EU) General Product Safety Regulation (GPSR) is a set of rules that requires consumer products to be safe and our obligations to ensure this.

If you have any concerns about our products, you can contact us on

ProductSafety@springernature.com

In case Publisher is established outside the EU, the EU authorized representative is:

Springer Nature Customer Service Center GmbH
Europaplatz 3
69115 Heidelberg, Germany

www.ingramcontent.com/pod-product-compliance
Lightning Source LLC
LaVergne TN
LVHW010959250326
834688LV00003B/18